食品の匂いと異臭

加藤寛之・渡辺久夫 著

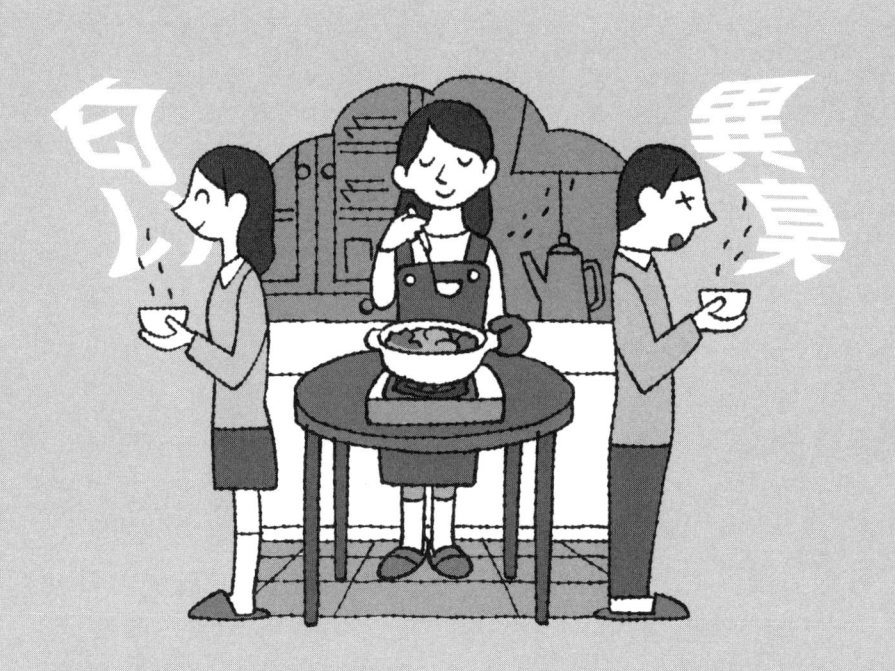

幸書房

発刊にあたって

　「においは難しい。においはよくわからない」——異臭分析を長年おこなっているが、依頼者からよく聞く言葉である。そもそもにおいは感覚的なものであり、個人個人によって違うのが当たり前という考えにもとづいているようである。例えばアンモニアという物質があるが、物質名を明かさずこれを嗅いだ人は「トイレの臭い」「生ごみの臭い」「腐った臭い」「刺激臭」「目が痛くなるような臭い」などと感じて自分のイメージを表現する。個人によって確かに表現する言葉は違う。逆に、これらの言葉からアンモニアという一つの物質を想像することは難しいと思う。分析者にとって、物質同定に曖昧な複数の言葉がいかに多くの混乱をもたらしてきたか、これまでの経験でわかっている。もっと科学的な視点で異臭の分析に取り組むことが出来れば、においにもたれている曖昧さ、難しさが大きく改善されると考えている。

　以前、「食文化を考える」という趣旨の研究会から講演依頼があった。食品と異臭は昔から身近で、切っても切れない関係がある。しかし「異臭」と聞けば悪いもの扱いで、存在することは決してよくなく、原因を見つけて直ぐ排除すべきものという一方的な見方がされてきた。「おいしさ」を「異臭」という切り口で見直してみたら、どんな世界が見えてくるであろうかという思いで、その講演を引き受けた。参加者の皆様には非常に好評で、におい―特に異臭に興味をもっていただけたようであった。意識的に異臭を嗅ぐ機会はそんなにないものである。

　長年、異臭を専門に分析し、原因究明を行ってきた者として、顧客からのクレーム対応や自社製品の品質管理に日々携わっている方々の苦労、心配事は手に取るようにわかる。においを科学的に知ることで、品質管理、異臭クレームへの対策につながる知識の普及に本書が少しでも役に立つことを願う。

幸書房の夏野雅博氏には前述の研究会で初めてお目にかかり、講演の内容を本にしてはと熱心なお誘いを受けた。本書執筆のきっかけを与えていただき、深謝申し上げる次第である。

　2011年5月

加藤　寛之
渡辺　久夫

目　次

1. においと味 ——————————————————————— 3
   1.1 においの感じ方 ……………………………………………… 5
   1.2 においと味の閾値による違い ………………………………… 11
   1.3 においと味を感じてみよう …………………………………… 16

2. においを化学的な視点で見てみる ———————————— 19
   2.1 異臭物質の大きさと個数 ……………………………………… 19
   2.2 酸性、塩基性（アルカリ性）、中性 …………………………… 24
   2.3 化学物質の構造とにおい ……………………………………… 26
     2.3.1 官能基と異性体 …………………………………………… 26
     2.3.2 構造異性体 ………………………………………………… 27
     2.3.3 立体異性体 ………………………………………………… 30
   2.4 マスキングとオフフレーバー ………………………………… 33
     2.4.1 マスキングの作用機構 …………………………………… 33
     2.4.2 オフフレーバーの作用機構 ……………………………… 38
   2.5 おいしさと臭い ………………………………………………… 41
     2.5.1 おいしく食べる工夫と化学的な原理 …………………… 41
       魚類をおいしく食べる　41　　貝類をおいしく食べる　43
       野菜をおいしく食べる　44　　その他の食品　46　　焦げ
       とにおい　46　　加熱調理器具の異臭　50

3. 何が異臭なのか？ ————————————————————— 53
   3.1 良い匂いと悪い臭い …………………………………………… 53

3.2 異臭とは何か？ ·· 56
3.3 異臭と安全性について ·· 59
   3.3.1 安全性の評価手順 ·· 59
      耐容一日摂取量 *60*   無毒性量 *61*
3.4 身近な異臭物質を感じてみよう ····································· 62
3.5 フレーバーホイールと臭いテーブル ······························ 66

4. 異臭発生に影響を及ぼす要因 ─────── 73

4.1 サプライチェーンと異臭 ··· 73
4.2 発生箇所における注意すべきポイント ···························· 74
   4.2.1 異臭原因となるもの ～包装資材～ ························ 76
   4.2.2 異臭原因となるもの ～包装資材の加工～ ············· 77
   4.2.3 異臭原因となるもの ～製造工程～ ························ 79
   4.2.4 異臭原因となるもの ～輸送・保管～ ···················· 79

5. 異臭の分析 ─────────────────── 83

5.1 分析の前に ··· 83
5.2 前処理 ··· 84
   5.2.1 前処理 ～液－液抽出～ ·· 86
   5.2.2 前処理 ～固相抽出～ ·· 87
   5.2.3 前処理 ～常圧蒸留・減圧蒸留～ ··························· 89
   5.2.4 前処理 ～ヘッドスペース～ ·································· 89
5.3 機器分析の原理と注意点 ··· 92
   5.3.1 分析機器 ～ガスクロマトグラフィー～ ················· 92
   5.3.2 分析機器 ～質量分析器～ ····································· 94
5.4 官能評価 ·· 100

6. 異臭の事例 ─────────────────── 104

目　次

6.1　異臭物質の代表例 ……………………………………………………… *104*
6.2　異臭発生箇所 ……………………………………………………………… *106*
6.3　分析結果の事例 …………………………………………………………… *108*
　　　カビ臭物質：ジオスミンと2-メチルイソボルネオール　*108*
　　　カビ臭物質：2,4,6-トリクロロアニソール　*110*　　カビ臭
　　　物質：2,4,6-トリブロモアニソール　*111*　　カビ臭と消
　　　毒臭の関係　*113*　　水道水のカビ臭　*114*　　木のカビ
　　　臭　*114*　　日本酒のカビ臭　*114*　　ワインのカビ臭　*117*
　　　缶飲料の消毒臭　*119*　　電化製品に使われている樹脂の
　　　異臭　*119*　　漬物の消毒臭　*122*　　輸入段ボールの異
　　　臭　*124*　　フィルム容器の異臭　*125*　　紙容器・紙製品
　　　のカビ臭　*126*　　押入れのカビ臭　*127*　　新築マンショ
　　　ンの異臭　*129*　　海外輸入品の異臭　*131*　　輸入穀物の
　　　異臭　*134*　　輸入品のケミカル臭　*137*

　おわりに ……………………………………………………………………… *141*
＊参考文献 ……………………………………………………………………… *142*
＊におい物質と化学構造式 …………………………………………………… *143*
＊索　引 ………………………………………………………………………… *156*

食品の匂いと異臭

1. においと味

においは本当に不思議なものである。

長年、人にとって悪く感じる「におい」を分析してきているが、このにおいを分析している中で常々感じていることが2つある。1つは、我々はなぜ非常に微量なにおいを感じとることができるのかということ。もう1つは、それがどのような機構で認識されるのかということである。

人はどのようにして「におい」を感じとることができるのかに関しては、まだ解明されていないことがたくさんある。しかしながら、現在まで解明されてきた仕組みを見てみると、あらためて自然の巧妙さに驚くことが多い。

読者の中には、「このにおいを嗅ぐと昔の頃を思い出す」という経験をもっている方が多くいるのではないかと思う。私も以前、次のような経験をした。

「異臭がする」とクレームが出た設備の異臭原因を調査してほしいと、ある依頼者から筆者のもとに相談があった。送られてきた設備に付着したにおいを分析していたときのことである。「におい嗅ぎガスクロマトグラフィー」という分析装置で、異臭の原因となる物質のピークを見つけることができたのだが、残念ながら最終的な物質の同定までには至らなかった。その理由は、標準試薬が世の中（世界中に）になかったためである。そのため、その異臭物質の特定ができなかったのである。

分析作業中、異臭の原因となるその物質のピークのにおいを嗅ぐと、非常に思い出深いにおいであった。それは、川や沼に生えている藻のようなにおいで、嗅いだ瞬間、子どもの頃の思い出がよみがえってきたのである。よく小川や沼で遊んでいたとき、いたずらで川魚を捕まえようと手に取った石に生えていた苔と同じにおいであった。依頼者に聞いてみると、近くの湖水を水源としている水が、その装置に使用されているとのことであった。においを嗅いだ瞬間、川の苔のにおいと、湖水を水源とした水を使った装置に残っ

ていたにおいが一致したのである。

　子どもの頃に嗅いだにおいが長年、においの記憶として頭の片隅に残っていたのであろう。何のにおいだろうと疑問に思っていたにおいが湖水の藻のにおいとわかり、非常にうれしかった。同時に、においの不思議さをあらためて感じさせられたのである。

　この例からもわかるように、においは長く記憶にとどめることができるようである。さらに、そのにおいを嗅いだとき、過去の経験あるいは情景を鮮明に蘇らせることができるということである。

　ところで、においとは何であろうか？　異臭分析をしていて、よく依頼者から次のような質問を受ける。

　「この食べ物の中にカビ臭物質のAという物質があることは、この分析チャートの結果からわかりました。でも、においは何故におうのですか？」

　依頼者は、においは何か別の、物質以外のものからできていると思っているようである。例えばカビ臭の場合、カビの胞子そのものが臭うと考えてしまうようなのである。あるいは灯油の臭いを嗅いだとき、自分の目の前にある液体の灯油と、空気中を漂っている臭いが同じ物質であるはずがない、と思っているようである。

　これは、においは目に見えず、どこからともなく感じるということが大きな原因のようである。しかし、においは物質そのものであり、化学物質なのである。

　においは、我々の身の回りに常にあり、生きていくうえでも欠かせないものである。ぜひ、においに慣れ親しみ、好きになってほしい。さらには、科学的な視点をもってにおいに接してほしいと思っている。においはその研究者や専門家だけの対象物ではない。

　また、筆者が異臭に関して日頃考えていること、心がけていることがある。それを本書の中で随時、「教訓」として記しておく。1つめの教訓。

　＊教訓1　「においは化学物質である」

　まずは、においと味の関係から始めたい。

1.1 においの感じ方

日常「におい」という言葉を使っているが、漢字で表現すると「匂い」や「臭い」という書き方をする。さらには「香り」などの表現もある。これらを、我々はどのように使い分けているのであろうか。

『広辞苑』によれば、「におう」は「赤などにくっきり色づく」が原義とのことである。転じて「ものの香りがほのぼのと立つ」という意味となったようである。また、「多くはよい感じの場合は「匂う」、悪い感じの場合は「臭う」と書く」とある。一方、「香り」は「良いにおい」という意味をもっている。本書でも一般的に良いにおいという場合には「匂い」、悪いにおいは「臭い」と表現する。良い、悪い、を意図しない場合は「におい」と表現することとする。何が「良い匂い」か、「悪い臭い」かは第3章で述べたい。

では、においはどのように伝わっているのであろうか？

図1.1は、においの伝わり方[1-4]を簡単に模式化したものである。

チョコレートを例に、簡単に説明してみたい。まず、チョコレートの甘い匂い物質は空気の流れにのって鼻腔（①）に入る。その匂いは、嗅覚の中心

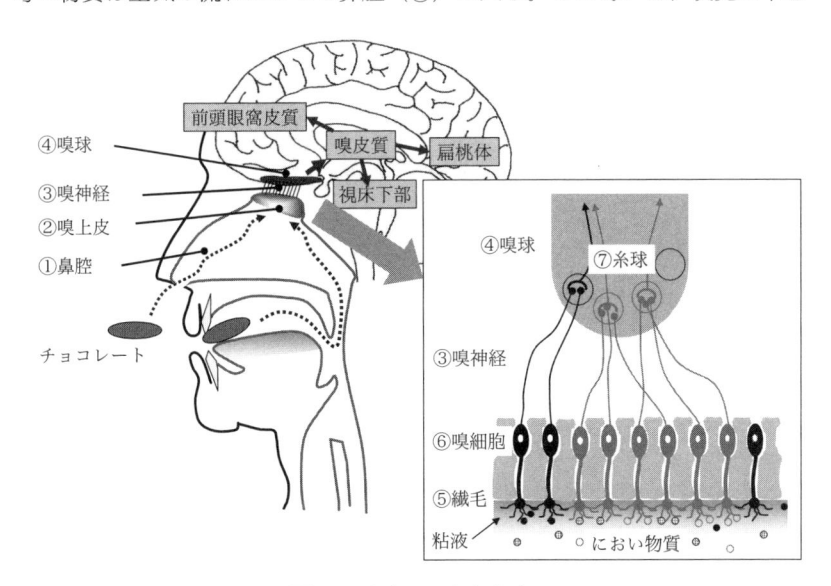

図1.1 においの伝わり方

である嗅上皮（②）と呼ばれている部分に達する。嗅上皮は鼻腔の上部にあり約 5 cm 四方の大きさで、そこには嗅細胞（⑥）がある。嗅上皮は嗅腺から分泌される粘液で覆われており、におい物質はまずこの粘液に溶け込む。さらに嗅細胞の先端には繊毛（⑤）があり、薄い粘液層に伸びている。その繊毛には受容体があり、におい物質を検知している。受容体とは、いわゆる「においのセンサー」である。繊毛の様子は、あたかもイソギンチャクがその触手を海水の中に漂わせ、海中のプランクトンを捕獲する様子に似ている。

におい物質が、繊毛にある受容体に取り込まれると嗅細胞が刺激され、その刺激が電気パルスに変換される。変換された電気パルスは嗅神経（③）を経由して脳の嗅球（④）という部分へ送られる。送られてきた電気パルスは大脳の嗅皮質へ伝わり、大脳の各所に伝達され、チョコレートの甘い匂いが認識、記憶されることになる。

このように、嗅上皮および嗅球の部分は非常に巧妙にできている。
におい物質が嗅細胞を刺激し、その刺激が電気パルスに変換される点を、もう少し詳しく説明してみたい。電気パルスの伝達の仕組み[1-5]を**図 1.2** に模式化した。

におい物質を検知した繊毛の表面膜にある受容体は、結合している G タンパクという物質を活性化する。活性化された G タンパクは、同じく繊毛の表面膜にあるアデシル酸シクラーゼという酵素を活性化する。これにより、嗅細胞内にあるアデノシン三リン酸（ATP）という物質が環状アデノシン一リン酸（cAMP）と呼ばれる物質に変化する。この物質の濃度が高くなると、同じく繊毛の表面膜にある陽イオンチャンネルと呼ばれる部分に環状アデノシン一リン酸が結合し、それにより陽イオンチャンネルが開けられる。陽イオンチャンネルは、陽イオンを選択的に通過させるバルブと考えればよい。通常、嗅細胞の外には陽イオン（カルシウムイオンやナトリウムイオン）が多く存在する。

一方、嗅細胞の中は陰イオン（塩素イオンなど）が多く存在している。陽イオンチャンネルが開くことで陽イオンが細胞内に入り込み、さらに、同じ

1. においと味

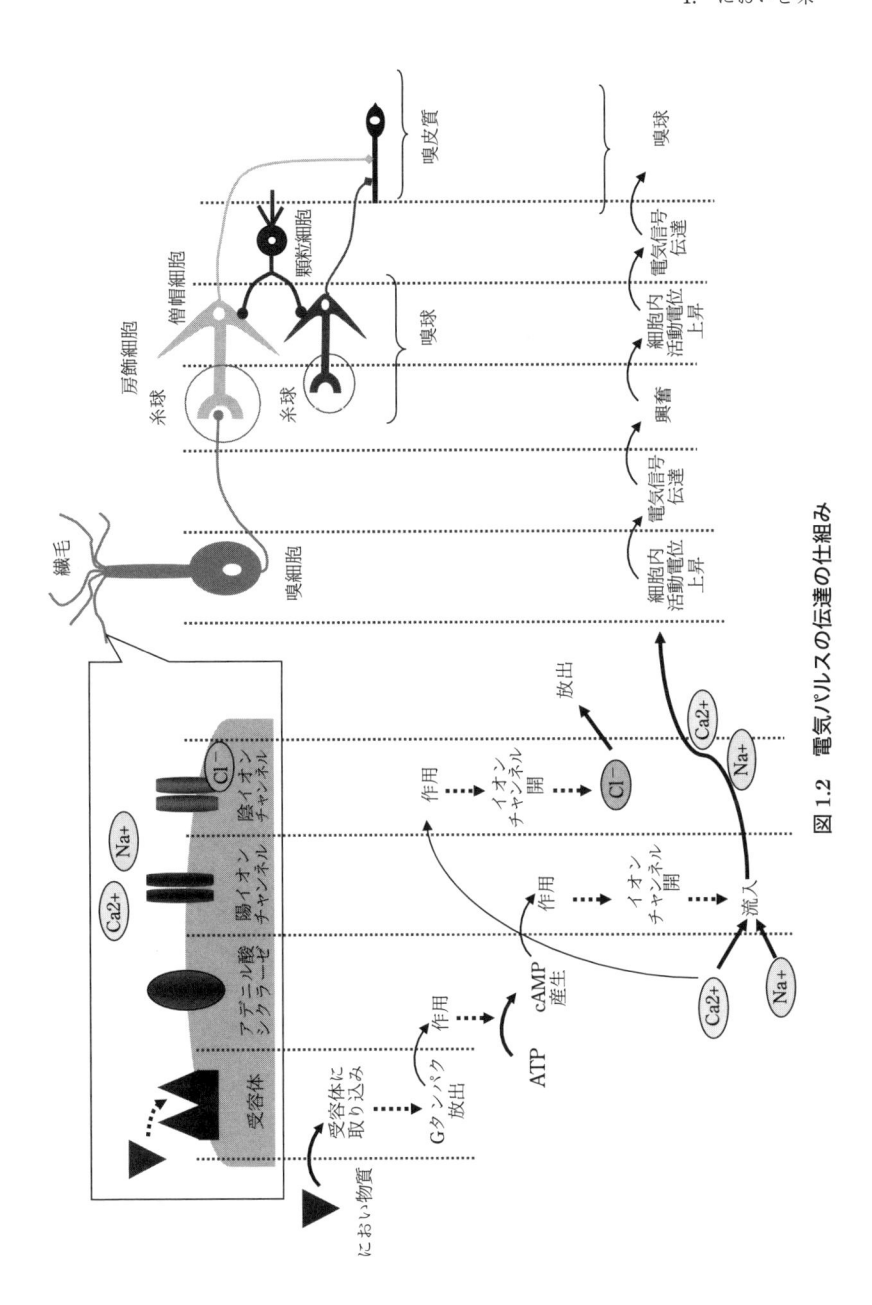

図 1.2 電気パルスの伝達の仕組み

く繊毛の表面膜にある陰イオンチャンネルが開いて、陰イオンが嗅細胞の外へ排出される。その結果、嗅細胞内の陽イオンが多くなるため活動電位が上昇し、これが電気パルスとなる。

活動電位とは、何らかの刺激（この場合、におい物質）に応じて細胞膜に沿って流れる微弱な電位変化（嗅細胞に陽イオンが入り込むことによって起こる）をいう。におい物質を検知したことを脳に伝えるのは、この電気パルスなのである。電気製品では電子が配線の中を伝わるが、生物の神経では陽イオンがその役割を担う。

それにしても、非常に複雑な経路を通ってにおいの情報伝達が行われていることに驚かされる。発生した電気パルスは、脳の嗅球でにおいの識別に関する一次の情報処理がなされ、さらに脳の各部に伝達されて、においの質や強さを感じることになる。脳の各部に伝達されることにより、嗅覚だけでなく、味覚、視覚、他の情報と連携し、関係付けられる。つまり、においを嗅いだときに昔の記憶が思い出されたり、色によって甘さの感じ方が違ったりというような経験をすることになる。

現在（2010年4月時点）、世界中で登録されている有機化合物、無機化合物の数は6,000万種類を超えている。それらの化合物のうち、におう物質がどの程度あるか正確なところわかっていないようであるが、数十万種類くらいではないかと言われている。さらにその中で、人がにおいを嗅ぎわけられる数は数千種類から1万種類と言われている。1人の人間が一生の間に出会う化合物の数は限られたものではあるが、人はかなりの数のにおいをかぎ分けることができそうである。

においに関する科学的な解明がされはじめたのは、実は、まだ最近のことである。1991年ににおい受容体候補の遺伝子がBuckとAxelによって発見され、2004年にノーベル医学生理学賞が与えられた[6,7]。彼らは、においの受容体遺伝子の数が多数あることを発見した。現在では、受容体遺伝子の数はマウスで1,000種類以上、ヒトで390種類程度あることがわかっている[2-4]。ヒト全体の遺伝子は2万2,000種類程度であるが、そのうちにおいに関する

遺伝子に約 2 ％の遺伝子が使われている[3,8]。

においの伝達機構についてこれまでにわかっていることは、次のようなことである[3,4]。

- ▶ 1 つの嗅細胞の嗅繊毛にはたくさんの受容体（においセンサー）があるが、これらの受容体はみな同じ種類である。つまり、1 つの嗅細胞にあるすべての受容体は、例えば A というにおい分子によって活性化される。
- ▶ ただし、1 種類のにおい受容体は、分子の形と性質によって結合するので、よく似た他のにおい分子とも結合する。
- ▶ 1 つの糸球に集まってくる受容体はすべて同じ種類である。つまり、同じ種類の嗅細胞が 1 つの糸球に集まる。

末端のいろいろな嗅細胞で得られた情報は、脳にある嗅球（④）の糸球（⑦）に集められる。糸球の組み合わせによって生まれた"においパターン"を、脳はその物質の「におい」として解釈しているという。嗅球には数千個の糸球があるが、この組み合わせによって作られた"におい分子受容体地図[4]"で、数多くのにおいを認識することができるという。糸球に届いた電気パルスは、僧帽細胞、房飾細胞を介して嗅皮質へ情報が伝えられ、さらに脳の各部へ伝達される[4]。

においを感じたとき、このような一連の活動が一瞬のうちに鼻と脳の中で起こっているのである。生命のすばらしさをあらためて感じていただけたであろうか。

少し身近な話題に戻したいと思う。コーヒーを淹れたとき何とも言えない独特の匂いがする。また、口にしたとき「コーヒーの味がする」と表現する。この「コーヒーの味」とは何であろうか？　何をもって「コーヒーの味」と感じているのであろうか？

結論を言えば、匂いなのである。

図 **1.3** に、コーヒーを口にしたときのにおいの伝わり方を模式的に示した。

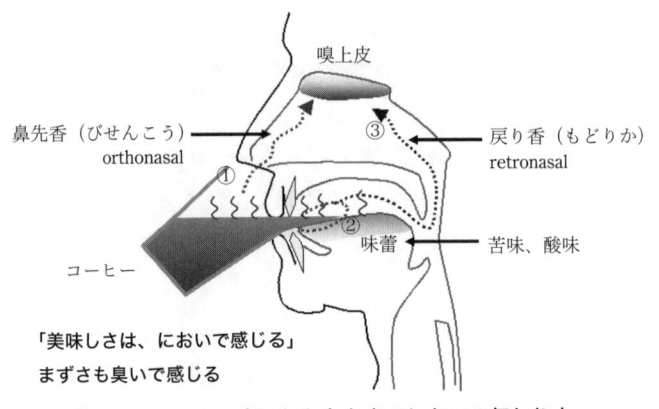

図1.3　コーヒーを口にしたときのにおいの伝わり方

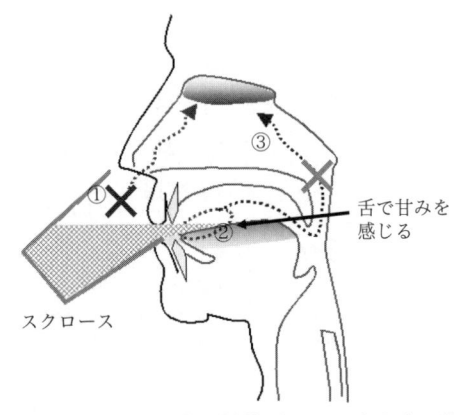

図1.4　スクロース（甘味料）を口にしたときの状態

　コーヒーの入ったカップを口にすると、当然のことながら直接鼻を通してコーヒーの匂いが入ってくる。またもう1つ、舌を経由して喉の奥から嗅上皮へ到達する経路がある。この2つの経路を、それぞれ鼻先香（びせんこう：orthonasal）（図1.3の①の経路）、戻り香（もどりか：retronasal）（②および③の経路）と呼んでいる[3,4]。つまり、コーヒーを口にしたとき、舌の感覚器官である味蕾では苦味と酸味を感じるだけで、いわゆる「コーヒーの味」というのは鼻で感じているのである。味覚としては甘み、苦味、酸味、塩味、うまみの5種類だけを感知しているにすぎない。

　これを確かめるため、甘味料のスクロースを水に溶かし、カップで飲んだ

ときの様子を見てみる。

スクロースは無臭の甘味料である。そのため先の図 1.3 で示した①、③の経路で匂いが嗅上皮へは伝わることはない。②の経路により舌の味蕾で甘みを感じるのみである（**図 1.4**）。

同じ甘味料でも黒糖の場合、その様相はだいぶ異なる。甘い味がし、黒糖独特の匂いが図 1.3 と同じ経路を通って嗅上皮へ伝わっていく。同じ糖でもスクロースより黒糖のほうが甘く感じるのは、この黒糖の香りのおかげであり、甘味と香りのシナジー（相乗）効果が表れている例である。

1.2　においと味の閾値による違い

においについて議論していくときに必ず出てくる言葉や単位があるが、ここではそれらについて簡単に整理しておきたい。

まずは濃度についてである。においは非常に微量で議論されることが多く、ppm、ppb、ppt などの単位がよく使われる。日常ではこのような単位を使うことがほとんどないので戸惑うことがあるかもしれないが、ぜひ覚えてほしい。

- ▶ ppm（pert per million）：100 万分の $1 = 10^{-6}$
  重量比率で考えると 1 ppm=mg/kg=μg/g となる。
  ここで mg=1000 分の 1 g、μg=100 万分の 1 g である。
- ▶ ppb（pert per billion）：10 億分の $1 = 10^{-9}$
  重量比率で考えると 1ppb=μg/kg=ng/g となる。
  ここで ng=10 億分の 1 g である。
- ▶ ppt（pert per trillion）：1 兆分の $1 = 10^{-12}$
  重量比率で考えると 1 ppt=ng/kg= pg/g となる。
  ここで pg=1 兆分の 1 g である。

これらの比率は、1 ppb=nL/L のように、容量比でも表わすことができる。よく 1 ppb=μg/L と表記される例があるが、厳密に言えば比重が 1.0 の物質に限定される。

もう 1 つは「閾値」という言葉についてである。閾値とは、「ある刺激によってある反応が起こるとき、ある値以上に刺激が強くなければある反応は

起こらない、その限界値」のことを言う。においの関係では、次の3種類が使われている。

- ▶ 検知閾値（Detection threshold）：何のにおいかわからないが、においがすると感じる最小濃度のこと。
- ▶ 認知閾値（Recognition threshold）：何のにおいかわかる最小濃度のこと。
- ▶ 弁別閾値（Differential threshold）：ある刺激強度を変えていったとき、その強度差がわかる最小強度変化のこと。

通常、分析や測定で使用される閾値は「認知閾値」であることが多い。

1.1節ではにおいと味の伝わり方について見てきたが、この節ではにおいと味について閾値の視点から見てみる。においと味の閾値について**図1.5**に示した。

代表的なカビ臭として有名な異臭物質に2,4,6-トリクロロアニソール（TCA）という物質がある。この物質の認知閾値は10〜20 ppt程度である。

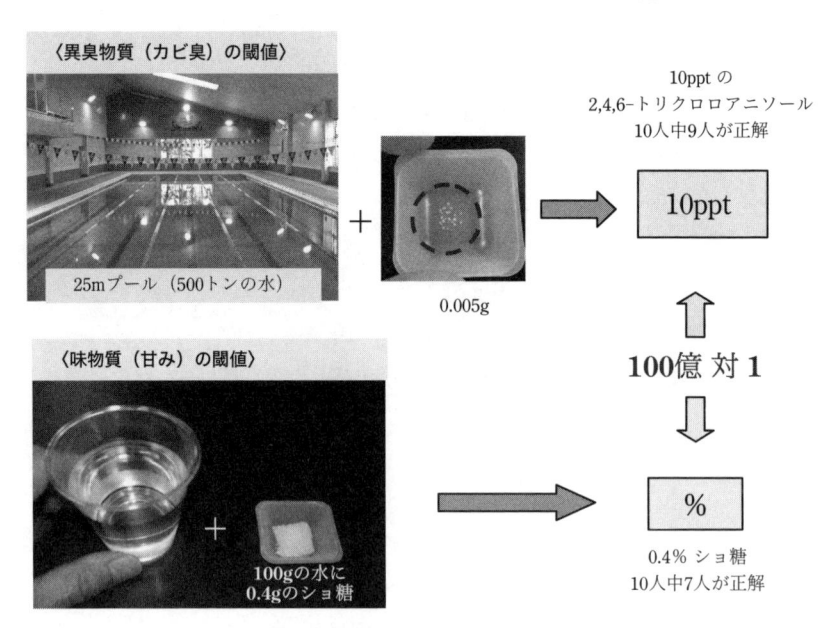

図1.5　においと味の閾値の違い

ここで 10 ppt とは 1 兆分の 10 のことであるが、これは 25 m プール（幅 15 m）に張った 500 トンの水（深さ 1.3 m 程度）に 0.05 g の物質を溶かした濃度に相当する。実際に、このプールの水のにおいを嗅ぐと、10 人中 9 人はこの物質の臭いを感じることができる。

一方、甘みの閾値は 0.4％と言われるが、これは 100 g の水にショ糖を 0.4 g 溶解させた濃度である。この場合、10 人中 7 人程度が甘みを感じる。ppt と％を比べると、なんと 1：100 億の違いがある。においの閾値が味の閾値に比べ、いかに小さいかがわかっていただけると思う。

閾値について、別の面白いデータがあるので紹介したい[9]。

閾値は人間の鼻や舌で実際に測定するものであるが、個人差などがあるのであろうか？　また、閾値は絶対的なものであろうか？

実は、閾値は非常にばらつきがあり、絶対的な値ではない。閾値の決め方は、人間が相手だけになかなか難しいため、個人差をできるだけ排除し、閾値のばらつきをできるだけなくす必要がある。したがって、同じ物質であっても、その閾値が文献により大きく異なるものが見受けられる。これは、測定する条件、環境、人種などに影響されることを示している。それでも、

表 1.1　訓練による味覚の閾値への影響

（単位：検知濃度×10^{-13} モル）

	サッカロース (甘み)		クエン酸 (酸味)		塩		カフェイン (苦味)	
テスト回数	1回	6回	1回	6回	1回	6回	1回	6回
被験者 1	36	22	1.6	0.1	34	30	1.6	0.2
被験者 2	24	8	0.6	0.04	13	3	0.6	0.08
被験者 3		8	2.1	0.01	34	5	1.6	0.4
被験者 4		10	1.1	0.1	20	3	1.6	0.4
被験者 5	12	6	0.6	0.01	20	7	0.6	0.4
被験者 6	18	2	0.1	0.03	20	5	1.1	0.3
被験者 7	18	6	2.1	0.04	7	3	3.1	0.6
被験者 8	18	4	1.1	0.03	20	9	1.6	0.6
平　　均	21	8	1.2	0.05	21	8	1.5	0.4

においの強さを議論するとき、閾値はなくてはならない指標となっている。

表1.1は、味覚の閾値が訓練によってどのように変わるか調べたものである。

8人の被験者に対し、4種類の物質（甘み、酸味、塩味、苦味）を用いて味覚の閾値が試験の回数によってどの程度変化するか調べている。個人差は多少あるが、試験の回数が多くなるほど閾値の濃度が下がっている。これは、訓練をするとそれだけ感覚が敏感になってくることを示しており、このことはにおいに対しても同じことが言える。においを嗅ぐ能力は、訓練によって鍛えられるのである。この表の結果は、訓練の大切さを教えてくれている。

＊教訓2　「においを好きになり、繰り返し嗅ぐこと」

次は、閾値の変化についてである。いろいろ異なった物質に、あるにおい物質を添加したとする。そのとき、においの閾値はどのように変わるのであろうか？　表1.2はそれを示したものである。

先に出てきた2,4,6-トリクロロアニソール（TCA）であるが、その閾値を見ていただきたい。水では0.02 ppb（20 ppt）であるが、卵黄では2.4 ppbであり、なんと120倍も閾値が高い。また、水、ビール、ワインに対し、卵黄、パンでの閾値が高い。また他のクロロアニソール類でも、同じような

表1.2　異なる媒体におけるクロロアニソール類の臭気閾値

（閾値の単位：ppb）

媒　体	クロロアニソール類		
	2,4,6-TCA	2,3,4,6-TeCA	Penta CA
水	0.02	0.2	3.2
ビール	0.007	—	—
ワイン	0.01	—	—
卵　黄	2.4	2.7	2,800
乾燥フルーツ	0.12-0.45	1	33
フルーツパン	0.21	1.9	126
パ　ン	1.4	5.8	183

2,4,6-TCA：2,4,6-トリクロロアニソール
2,3,4,6-TeCA：2,3,4,6-テトラクロロアニソール
Penta CA：ペンタクロロアニソール

傾向となっている。

におい物質をいろいろなものに混入したとき、そのにおいの閾値は一様ではない。これは非常に重要なことである。例えばコーヒー飲料で、ブラックとミルク入りのそれぞれに、2,4,6-トリクロロアニソールを同じ量添加したとすると、ミルク入りコーヒーのほうがカビ臭を感じにくい。これは、2,4,6-トリクロロアニソールが非水溶性であるため、ミルクのような油性分があるものに溶解しやすいためである。つまり、油分中にクロロアニソール類が閉じ込められるため、ブラックコーヒーに比べて臭い物質が揮発しにくいことに起因している。先に述べた、卵黄の閾値が高いのも同じ理由である。

実際、異臭はいろいろな物質に付着したり溶解したりしているので、官能評価で異臭を調査する場合は、異臭物質だけを嗅ぐのではなく、いろいろな媒体（食品、飲料など）中のにおいも嗅いで探索できるように訓練を積んでほしい。

*教訓3　「いろいろなものににおい物質が入ると、においの質や強さが変わる」

次は、におい物質の閾値と、その物質の濃度が高くなった場合の関係について見てみる。

図 1.6 は横軸に濃度を、縦軸にそれを感じる強度をとり、カビ臭と香水についての変化を示したものである。カビ臭と香水は閾値が異なっているが、濃度が高くなると途中、グラフが交わる点がある。これは、におい物質の閾

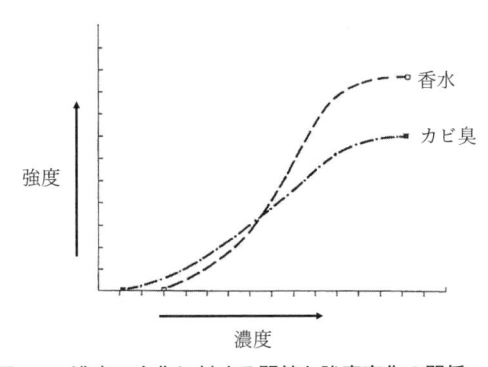

図 1.6　濃度の変化に対する閾値と強度変化の関係

値が違っていても、ある濃度になると感じる強度が同じになることを示している。つまり、閾値が低く、においが強い物質（ここではカビ臭）の場合、濃度が高くなるとあまりにおいを感じなくなる場合があるので、注意が必要である。

1.3　においと味を感じてみよう

それでは実際に、においと味の違いを体験してみよう。

オレンジジュースを準備してほしい。飲まずとも、見ただけでオレンジジュースの味は想像できる。

まずは図 1.7 (A) のように自分の鼻をつまみ、そのままカップのジュースを飲んでみていただきたい。当然のことながら、オレンジのにおいはしないと思う。味はどうであっただろうか？　甘い味と酸っぱい味はしたが、「オレンジの味」はしなかったはずである。

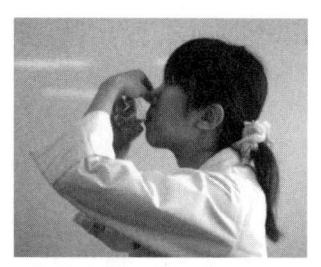

①鼻をつまんで、口に含んでください。 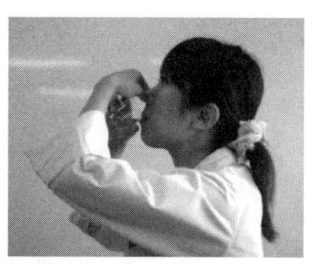　　②鼻をつまんだまま、飲み込んでください。

図 1.7（A）　においの感じ方

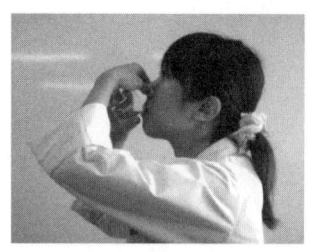

①鼻をつまんで、口に含んでください。 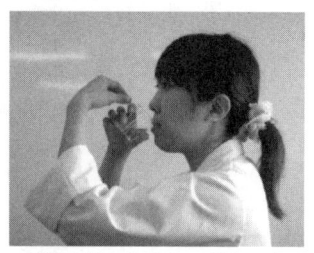　　②飲み込むときに、鼻をつまむのをやめてください。

図 1.7（B）　においの感じ方

次に**図 1.7 (B)** のように自分の鼻をつまみ、カップのジュースを飲んで、飲み込む瞬間につまんだ鼻を離してみてほしい。

どうであっただろうか？　今度は喉の奥からオレンジの匂いを感じたはずである。このように、今まで味と思ってきたことが、実はにおいであったということが理解できたと思う。

同じような方法で、いろいろなものを試してみてほしい。いろいろな食品を、鼻をつまんで食べたり飲んだりしてみてほしい。今まで「味」と思っていたものが、実は「におい」だと納得していただけると思う。もし、においを感じることができなくなってしまったら、なんと味気ない世界になってしまうことか。

視覚は赤、緑、青の 3 原色で表現される。味覚は塩味、酸味、甘み、苦味、うまみの 5 種類である。触覚は温かい、冷たい、圧迫感、痛いなどの感じがある。視覚、味覚、触覚は我々の周りの世界を非常に単純な要素で認識している。視覚は 3 つ、味覚は 5 つ、触覚は 4 つのセンサーで感じている。

しかし、嗅覚だけは前述したように 390 種類の受容体で感じているのである。この理由は、生物の生存ににおいが重要な役割を果たしてきたためと考えられている。それは、多くのにおいを嗅ぎ分けられたほうが餌などの捕獲に有利であること。さらには、嗅覚だけは寝ていてもよく働いており、火事などの危険をいち早く察知できることがあげられている[8]。

最近、においビジネスの話題が多く取り上げられるようになってきた。その中で、目の不自由な方ににおいで危険を知らせる商品や、目覚まし時計の音では起きられない人に、においで目を覚ましてもらうような商品が開発されている。

ワインのソムリエや日本酒の利き酒師がワインや酒の特徴を表現するときに、口に含んだ酒類を口の中全体に転がすようにして匂いを嗅ぎ分ける。そして、非常に多くの言葉を用いてワインや酒の特徴を表現する。

例えばソムリエは「このワインは枯葉のような匂いがするとともに、その

中にキノコのような匂い、さらにはナッツあるいはブラックベリーのような香りも感じられる」などと表現する。このときソムリエは、ワインの匂いを鼻で直接嗅ぐだけでなく、口中からの戻り香でも多くの匂いを感じ取っているのである。ワインや日本酒は複雑で繊細な味がするとよく言われているが、本当は、味というより匂いが主役なのである。

　近年、ものを食べるときによく噛まない人が多いと言われている。消化あるいは脳の働きの観点から噛むことの大切さがよく言われているが、噛むことの利点は、このことばかりではないと思う。つまり、よく噛むことによって唾液と食べ物がよく反応し、それによっておいしさの香りに何らかの影響を及ぼしているのではないかと筆者は考えている。

　唾液を測定することにより、ヒトのコレステロール値がどのように変化しているか調査した興味深い研究[10]がある。この研究によれば、現代人の食生活の偏りが唾液中のコレステロール値を測定するとわかるという。唾液が単に消化を助けるだけでなく、体内の状態を示すマーカーともなりえることは興味深い。唾液と飲み物、食べ物が出会い、戻り香の経路によりにおいが嗅覚器官へ導かれる——口腔内は、においにとっても重要な場であるに違いない。

　　＊教訓4　「味と思っていたが実はにおいである。においにはいろいろな情報がつまっている」

2. においを化学的な視点で見てみる

「においは化学物質である」と1章で述べた。それであれば、少し化学的な見方でにおいを考えてみたい。化学は学校では苦手科目であった、と思われる方もいらっしゃると思うが、この章を読み終わったときに、化学は自分の身の回りの事象に意外に関係が深いということに気づいていただければ幸いである。

2.1 異臭物質の大きさと個数

1章で述べたように、においがするということは、におい物質が空気中を浮遊していなければならなかった。さらに、それが嗅覚細胞の受容体に取り込まれ、刺激されることから始まるのであった。ということは、におい物質は空気中に揮発していなければならない。したがって、不揮発性の物質ではにおいはしないということになる。例えば、鉄などの金属類、ガラス、陶器のセラミックス類などである。さすがに金や銀の指輪やネックレスから金や銀のにおいがする、という話は聞いたことがない。

不揮発性であるプラスチックや木はにおいがするのではないか、と言われる方もいると思う。プラスチックはたしかに不揮発性で、モノマーが重合して高分子のプラスチックになる。しかし、そのなかには高分子化しなかったモノマー（残留モノマーと呼ばれる）や、さまざまな添加物が含まれており、これらがプラスチックのにおいの発生源となっているのである。

また、身近に発泡スチロールがあると思うが、2つに割って、その断面のにおいを嗅いでみてほしい。独特のプラスチック臭がすると思う。発泡スチロールは、スチレンという化学物質を重合させてスチレン樹脂を作り、その樹脂を微細な泡で発泡させ硬化させたものである。発泡スチロール自身は高分子で不揮発性であるが、その中に重合しきれなかったスチレンが残っており、この残留しているスチレンが揮発性であるため、プラスチック臭がするのである。

かつて小学、中学校時代に学校の校庭にある鉄棒で遊んだ経験があると思うが、鉄棒を握った後、薄っすら赤錆がついた自分の手のひらのにおいを何気なく嗅いだことがあるのではなかろうか。きっと多くの人が「鉄くさい」と感じたはずである。先ほど、金属類はにおいはしないと言ったではないか、とお叱りを受けそうである。なぜ揮発性でない鉄がにおうと感じるのであろうか？

　これは実は、手のひらの脂質が原因となっている。この脂質が、鉄の触媒作用によって揮発性の物質に変わったのである。その物質は1-オクテン-3-オンという名前の化学物質で、鉄の二価イオンが触媒の働きをして生成したものである[11]。

　また、鼻血を出したときを思い出してほしい。鼻血が喉の奥を通ったときに、金気臭さを感じた経験があると思う。これも、赤血球の中に含まれている鉄分が作用し、1-オクテン-3-オンを「鉄くさいにおい」として感じたのである。口の中でも特に強く「鉄臭」を感じる場所があるという[19]。鉄自身がにおっているのではなく、実は別の物質を鉄のにおいと感じていたというわけである。

　このように、揮発した物質がにおうのである。残念ながら、におい物質は見ることができない。目に見えないため、特に異臭と呼ばれている臭いに対しては、多くの人が不安を感じる。におい物質は目に見えないが、いったいどの程度の大きさなのであろうか？

　よく「トイレのにおい」とイメージされる悪臭物質に、アンモニアがある。最近の公衆トイレはよく清掃されているため、アンモニア臭がするトイレに遭遇することは少なくなった。アンモニアは質量数17と、非常に軽く小さな分子である。その大きさは球体と想定して、おおよそ径が2Å（オングストローム）程度である（1Åは10^{-10}m）。

　Åと言われてもイメージするのはなかなか難しいと思う。例えば地球の大きさを基準として比べた場合、径が2Åとはどの程度の大きさかというと、図2.1に示したように、なんとアンモニア分子の大きさはボールペンの先にある鉄球ほどの大きさでしかない。宇宙航空研究開発機構（JAXA）が打ち

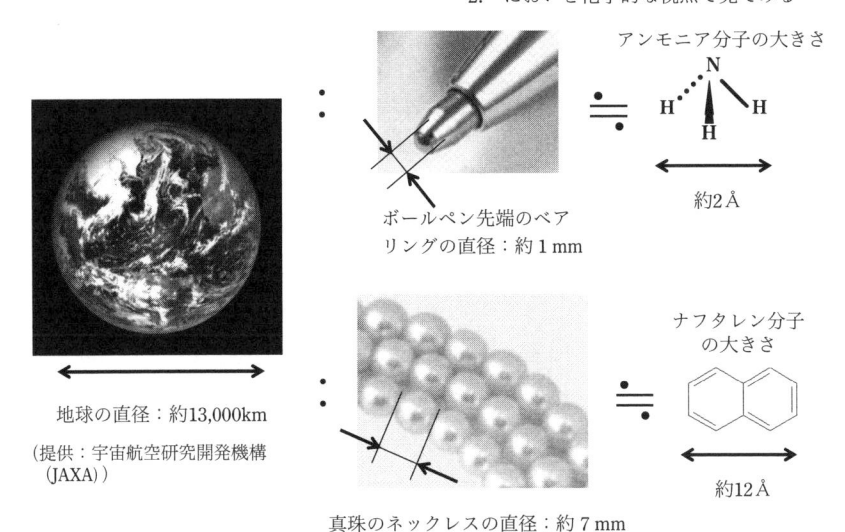

2. においを化学的な視点で見てみる

図 2.1　におい物質の大きさ

上げた「かぐや」という月面探査衛星が送ってきた、月面から見た美しい地球の画像を見たことがあると思う。その地球上にあるボールペンの先の鉄球はさすがに見えない。——アンモニア分子はそれくらい微小な大きさなのである。

また、防虫剤で有名なナフタレンは質量数 128 であるが、その大きさは十数Å程度しかない。アンモニアはボールペンの先の鉄球であったが、ナフタレンは真珠のネックレスの真珠一粒程度の大きさである。このようなことから、におい物質の大きさは想像できないほど小さいことがわかると思う。

におい物質がそのような小さな物質であるとするなら、においを感じたとき、その環境にはどの程度の数の物質があるのであろうか？

におい物質について、「どの程度の濃度なのか？」とはよく聞かれるが、「何個あるのか？」と聞かれることはほとんどない。しかしながら、何個くらいなのか興味のあるところである。

押入れやクローゼットなどに食品を保存したりしていると、におい移りでよくクレームとなる物質に、前述したナフタレンがある。このナフタレンを例にとって考えてみる。

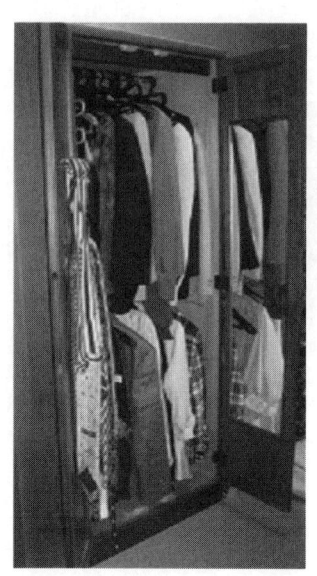

(幅65cm、奥行き50 cm、高さ150 cm)
ナフタレンが閾値濃度でタンスに充満していたとすると…
この中にナフタレン分子は何個あるのか？

図2.2　ここに何個のにおい物質があるのか？

　図2.2に示したクローゼットの容積は約 $0.5\,\mathrm{m}^3$ である。この空間にナフタレンが臭気閾値濃度（80 ppb）存在していたとする。この数値は、防虫剤の臭いがかすかに感じられるという程度の濃度である。このような濃度で、この空間には、実に約 10^{18} 個のナフタレン分子が存在している。これは、「兆」のさらに上の「京」という桁である。
　さらにもう一歩進めて、人間の鼻の中には何個のナフタレン分子が届いているのであろうか？　この空間の中で1回、鼻から深呼吸したとする。このとき約500 mlの空気を吸うとすると、そのうち実際に嗅上皮に達するのは、吸入した空気のおよそ10％程度[12]であるという。したがって、50 mlの空気が鼻の中を通過することになる。その中には約 10^{14} 個のナフタレン分子が存在し、それらが嗅上皮に達していることになる。これは10兆個というオーダーである。
　次に、別な角度から見てみる。におい物質が口から入った場合である。1

章で出てきた、カビ臭として代表的な2,4,6-トリクロロアニソールを例にとる。非常用の飲料水として購入した1Lのペットボトルを、押入れなどに保管していることがよくある。賞味期限が気になり飲んでみると、少しカビ臭が感じられたという経験はないであろうか？

この1Lのペットボトル水に2,4,6-トリクロロアニソールが閾値濃度程度（10 ppt）含まれていたとしよう。この濃度中には2,4,6-トリクロロアニソール分子が約10^{13}個存在している。もし一口（およそ50 ml）飲んだ場合、約10^{11}個の2,4,6-トリクロロアニソール分子が口の中に入ることになる。口の中に入ったアニソール分子は、戻り香として嗅上皮に達し、嗅細胞を刺激する。このように、分子が非常に小さいため、ごく微量であっても何百億から何十兆個の臭い分子が嗅細胞に関わっているのである。

このような多くの分子が狭い鼻腔で、さぞかし密集しているのではないかと気になるところである。そこで、鼻腔の中に均一ににおい物質が存在していると仮定して、その密集の程度を調べてみる。鼻腔の容積をおよそ20cm^{3}とし、ナフタレンの臭気閾値濃度が約10^{14}個として計算してみると、1つのナフタレン分子の直径のおよそ1,000倍の範囲には他のナフタレン分子が存在していない。例えて言えば、町の中を歩いていて自分の周り2、3mの範囲で人に出会う状態が、自分の周り500m程度の範囲にやっと人が確認できるという状態に似ている。意外に、臭気閾値濃度程度であれば鼻腔の中の密度は希薄のようである。

閾値濃度ではこの程度の数であるが、明らかに「臭い！」という濃度ではどれほどの数の分子が嗅上皮に存在しているのであろうか？　例えば2,4,6-トリクロロアニソールがppmのオーダーで検知された場合で計算してみると、閾値濃度で約10^{11}個であったものが1,000万倍の約10^{17}個程度にまでなってしまうのである。これほど多くの数の臭い分子が、嗅上皮の周りにあることになる。

におい物質は、そのにおいがキャッチされるためには、嗅上皮にある約5cm四方の嗅細胞のにおい受容体にたどり着かなければならない。そのためには、におい物質の分子が気相から鼻繊毛が泳いでいる粘液に溶け込む必要

がある。さらに、粘液相を拡散して受容体に捕獲されなければならない。では、何兆、何十兆個とあるにおい分子のうち、におい受容体には何個関与しているのであろうか。鼻腔奥の空間にある気層のにおい物質の種類により、嗅上皮の薄い粘液にどのような溶解のしやすさがあるのか。溶解したにおい物質と生体成分の粘液とはどのような相互作用が働いているのか。さらには、におい物質は粘液中を移動していき受容体と遭遇するが、その移動速度は物質によりどのような違いがあるのかなど、明らかにされなければならない問題が多くありそうである。

2.2 酸性、塩基性（アルカリ性）、中性

これまで、におい物質の大きさやその数について見てきた。ここでは、におい物質そのものの化学的な性質を見てみたい。化学的な性質といっても、小学校や中学校で理科を習ったときに出てくる、酸性、塩基性（アルカリ性）、中性のことである。いったい、これがにおいとどのような関係があるのか不思議に思われる方も多いと思う。

においは化学物質であることは、すでに何回も述べてきた。化学物質は基本的に酸性、塩基性（アルカリ性）、中性の3種類に分類される。青色リトマス紙を赤色に変色させるものが酸性。赤色リトマス紙を青色に変色させるものが塩基性。青色、赤色リトマス紙どちらも変色させないものが中性である。ここで、酸性、塩基性とはどういうものであるのか、その定義をもう一度整理したい。酸性、塩基性について、3種類の定義を図2.3に示す。

アレニウスの定義では、水素イオンを生じる物質が酸性、水酸化物イオンを生じる物質が塩基性である。ここで、例えばアンモニアは塩基性物質であるが、水酸化物イオンは含まれていない。また、酸性雨の一要因である二酸化炭素は酸性物質であるが、水素イオンは含まれていない。したがって、アンモニアも二酸化炭素もアレニウスの定義では酸性、塩基性の説明がつかないことになる。しかしながら、アレニウスの定義には「水に溶解して電解（水に溶けるとイオンになること）して」という条件がある。このため、ブレンステッドは「H^+（水素イオン）の授受で酸性、塩基性を判別する」というように定義を拡張した。この定義により、アンモニアも二酸化炭素もそ

> ⟨アレニウスの定義⟩
>
> 酸：水溶液中で水素イオン（H⁺）を生じる物質
>
> $$HCl + H_2O \rightleftarrows H_3O^+ (H^+) + Cl^-$$
>
> 塩基：水溶液中で水酸化物イオン（OH⁻）を生じる物質
>
> $$NaOH \rightleftarrows Na^+ + OH^-$$
>
> ⟨ブレンステッドの定義⟩
>
> 酸：水素イオン（H⁺）を与える分子やイオン
>
> $$HCl + H_2O \rightleftarrows H_3O^+ (H^+) + Cl^-$$
>
> 塩基：水素イオン（H⁺）を受け取る分子やイオン
>
> $$NH_3 + H_2O \rightleftarrows NH_4^+ + OH^-$$
>
> ⟨ルイスの定義⟩
>
> 酸：電子対を受け取る物質　　塩基：電子対を与える物質

図 2.3　酸性と塩基性（アルカリ性）の定義

れぞれ塩基性、酸性を示すための理由が説明できるようになった。本書で扱う物質はほとんどアレニウスあるいはブレンステッドの定義によって、酸性か塩基性かを決めることができる。

表 2.1 の物質は、悪臭を放つ物質として「悪臭防止法」という法律に定められている 22 物質である。「悪臭にはなにか基準があるのか？」とよく聞かれることがあるが、国で定められている臭いに関する規制物質は、この程度しかない。世の中には異臭となる物質が他にもっとたくさんあるのに、である。さらには、何種類かの物質が複合して悪臭となっている場合もある。また、あまりににおい物質が多すぎて、これは悪臭、これは悪臭ではないと個別に決められないという事情もある。

そのため、ヒトの嗅覚を用いて悪臭を濃度の形で一括測定する方法が決められている。これは臭気濃度と呼ばれており、個別の臭いではなく、どの程度の濃度で悪臭とするかを示したものである。悪臭も無臭の空気で希釈していくと、次第に臭いが感じられなくなるが、臭いが感じられなくなるまで無臭の空気で希釈し、その倍数で濃度を表現したものである。

表 2.1 の物質は、我々の身の回りではあまり耳にしない物質が多いが、こ

表2.1 「悪臭防止法」で定められている22物質

酸性物質	塩基性物質	中性物質
メチルメルカプタン	アンモニア	硫化メチル
硫化水素	トリメチルアミン	二硫化メチル
プロピオン酸		アセトアルデヒド
ノルマル酪酸		プロピオンアルデヒド
ノルマル吉草酸		ノルマルブチルアルデヒド
イソ吉草酸		イソブチルアルデヒド
		ノルマルバレルアルデヒド
		イソバレルアルデヒド
		イソブタノール
		酢酸エチル
		メチルイソブチルケトン
		トルエン
		スチレン
		キシレン

れらは主に工場から排出される悪臭を防止するために定められたものなので、日常生活で発生するものとは少しかけ離れている。これらの物質も表で分類したように酸性、塩基性、中性に分けられる。

　また、酸性物質と塩基性物質を反応させると、中和して水と塩が生成する。異臭分析、あるいは異臭対策を考える上において、異臭物質が塩になり気化しなくなると、臭わなくなることに注意してもらいたい。この点は大切なポイントである。ぜひ記憶にとどめておいてほしい。

　＊教訓5　「におい物質の化学的性質を考えよう」

2.3 化学物質の構造とにおい
2.3.1 官能基と異性体

　ここでは、においと大いに関係がある化学物質の構造について考えてみる。化学物質の構造の違いは、官能基と異性体によって特徴付けられている[3]。官能基とは「物質の化学的属性や反応性に注目した、分子の中にある部分的な構造」をいう。また、異性体とは「物質を構成している原子の種類と数が

同じでありながら、2通り以上の形に配置できる分子」をいう。異性体は構造異性体と立体異性体に分けられる。構造異性体とは「原子の結合様式が異なるもの」であり、立体異性体とは「原子の結合様式は一緒であるが、重ねあわせることができないもの」である。

図 2.4 に典型的な官能基を示した。また図 2.5 には、それらの官能基がどのような物質のにおいと関係しているかを示した。

まずアルコール基であるが、代表的なものに、医療機関で注射や採血で使われる消毒用エチルアルコールのにおいがある。また、バラや蜂蜜の香りの主成分であるフェニルエタノールもアルコール基をもつ。

エーテル基の物質は、スプレー缶に使われている噴射剤で、防水スプレー、塗料用スプレーなどに使用されているジメチルエーテル（DME）という物質がある。

アルデヒド基の身近な例としては、二日酔いした翌日に体験する、何ともいえない嫌な刺激臭と言えば、わかるかもしれない。あるいは、ペットボトル入りミネラルウォーターを飲んだ直後にボトルのにおいを嗅ぐと、弱いながらかすかに甘いような臭いがする。これがアセトアルデヒドである。

アミン基には、魚の生臭さの原因であるトリメチルアミン（スルメの匂い）がある。

カルボン酸基は、酢の匂いである酢酸がある。あるいは蟻を指でつぶしたときに感じる少し嫌な臭いの蟻酸がある。

エステル基は良い匂いがするものがたくさんあり、果物の良い香りは、このエステル基をもつ物質が多い。例えば、バナナの匂い物質の1つである酪酸イソアミル、リンゴの匂い物質の1つである2メチル酪酸エチルなどである。

身の回りで何かにおいを感じたとき「何の官能基が関与しているのか」と考えると、もっとにおいが身近なものになるはずである。

2.3.2 構造異性体

次は異性体についてである。異性体の違いによってにおいの何が変わるのであろうか？　1つはにおいの質の変化であり、もう1つはにおいの強さ（閾値）の変化である。構造異性体として図 2.6 にクレゾールの例を示した。

アルコール基	R—OH	カルボン酸基	R—C(=O)—OH
エーテル基	R—O—R′	エステル基	R—C(=O)—O—R′
アルデヒド基	R—C(=O)—H	ケトン基	R—C(=O)—R′
アミン基	R—NH$_2$		
	R—N(R″)—R′	アミド基	R—C(=O)—N(R′)—

図2.4　典型的な官能基

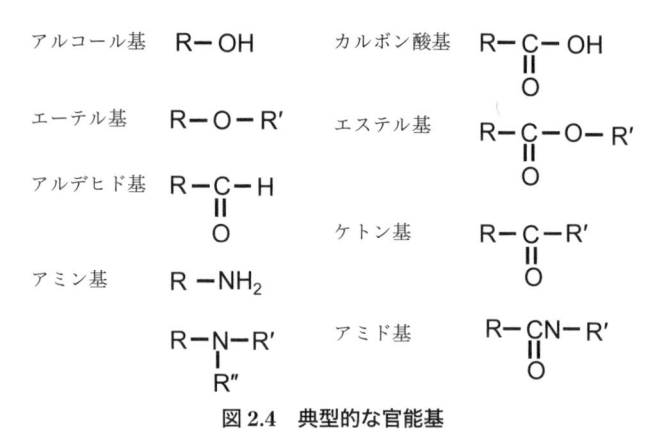

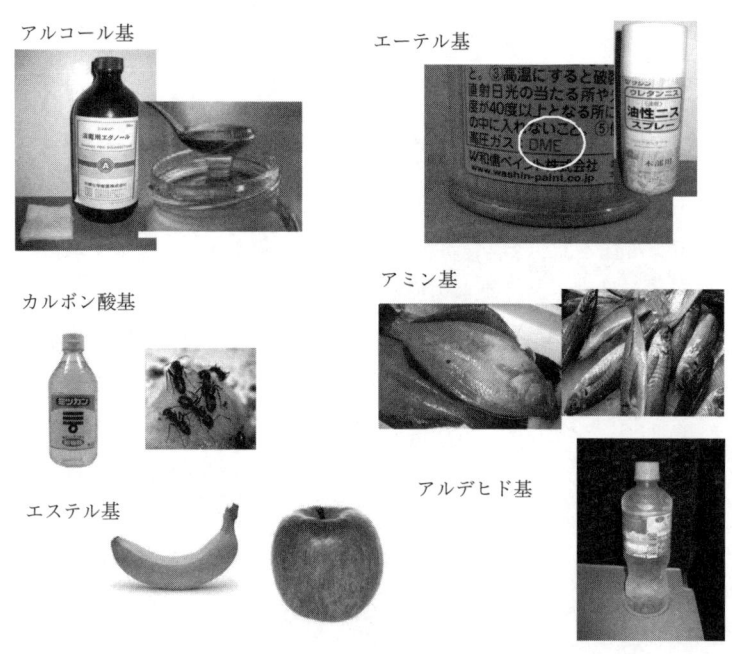

図2.5　どのような官能基がそのもののにおいに関係しているか

　クレゾールは、かつて病院などで使われていた消毒用石鹸の成分で、燻煙で処理した燻製ハム、チーズなどスモーク製品にも含まれている。消毒で使われていたことからわかるように、食品などの長期保存のための防腐剤とな

2. においを化学的な視点で見てみる

	オルソ-クレゾール	メタ-クレゾール	パラ-クレゾール
構造式	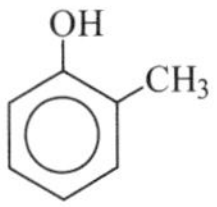 (OH, CH₃)	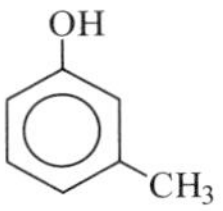 (OH, CH₃)	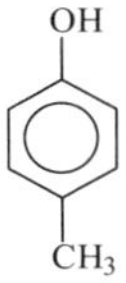 (OH, CH₃)
閾値（空気中）	0.28 ppb	0.1 ppb	0.054 ppb
臭いの質	消毒臭	獣臭	消毒臭

図2.6　においと構造異性体（クレゾール）

	2,4-ジクロロフェノール	2,6-ジクロロフェノール
構造式	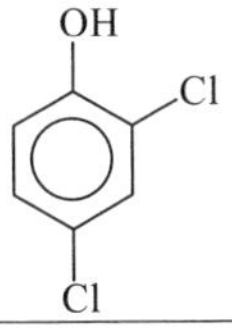 (OH, Cl, Cl)	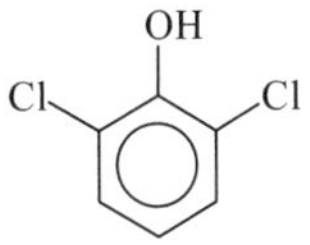 (OH, Cl, Cl)
閾値（水中）	5 ppb	20 ppt
臭いの質	消毒臭	消毒臭

図2.7　においと構造異性体（ジクロロフェノール類）[9]

る物質である。メチル基（CH_3-）が付く位置によって、においの質と閾値が異なる。メタ-クレゾールは動物のような獣臭が特徴的であり、オルソ-、パラ-クレゾールは共に消毒臭がする。オルソ-、パラ-クレゾールの閾値はそれぞれ 0.28 ppb、0.054 ppb である。一方、メタ-クレゾールでは 0.1 ppb と、より微量で臭いを感じられる。

　同じく構造異性体として、**図2.7**には消毒臭で有名なジクロロフェノール

	2,3,6-トリクロロアニソール	2,4,6-トリクロロアニソール	2,3,4,6-テトラクロロアニソール
構造式	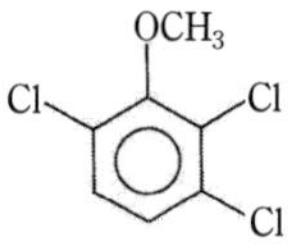 (構造図)	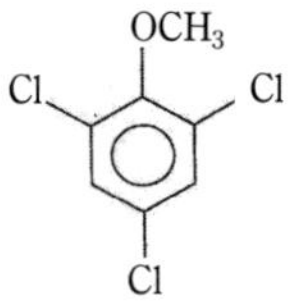 (構造図)	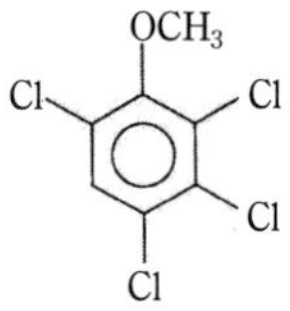 (構造図)
閾値（コーヒー）	2 ppb	10 ppt	1 ppb
臭いの質	カビ臭	カビ臭	カビ臭

図 2.8　においと構造異性体（アニソール類）[13]

類を示した。

　ジクロロフェノールは消毒臭といっても、クレゾールとは臭いの質が異なり、「カルキ臭」と言われているものである。2,6-ジクロロフェノールの閾値は 20 ppt で、2,4-ジクロロフェノールは 5 ppb である。2,6-ジクロロフェノールのほうが 250 倍も閾値が低く、より臭いが強いといえる。

　図 2.8 には、代表的なカビ臭であるアニソール類の構造異性体を示した。これは、コーヒー中でのアニソール類の閾値を調べたものであるが、3 種類とも臭いの質はカビ臭で、塩素の付く位置、および数によって閾値が異なっている。2,4,6-トリクロロアニソールは 0.01 ppb（10 ppt）で、2,3,6-トリクロロアニソールの 2 ppb より閾値が 200 倍低くなっている。また、塩素が 1 つ多く付いた 2,3,4,6-テトラクロロアニソールの閾値は 1 ppb で、2,4,6-トリクロロアニソールの閾値より 100 倍高い。

　このように、原子（例えば塩素 Cl など）や原子団（例えば OH、CH_3 など）の付く位置や個数が変わっただけで、臭いの質や閾値が変わってしまうことは不思議である。

2.3.3　立体異性体

　次に立体異性体であるが、これは原子、原子団の数や種類、および結合順

序も同じであるが、それらの空間的配置が異なっており、2つの異性体が存在する。空間的配置とは、結合の方向が違っていることである。このような性質をもつ立体異性体は、幾何異性体と光学異性体の2つに分けられ、光学異性体の中ににおいに関係するものがある。**図2.9**に、光学異性体の例としてカルボンとヌートカトンを示した。

　図を見ると、光学異性体どうしは互いに鏡像の関係にあることがよくわかると思う。光学異性体は化学反応に関する性質や沸点、融点、溶解度などの物理的性質は全く同じである。ただし、この異性体を通常の検出法で識別するのはもちろんのこと、蒸留などで分離することは非常に困難である。しかしながら、この光学異性体には光の偏光面を旋回させるという性質がある。図2.9の下方に、この様子を模式化して示した。

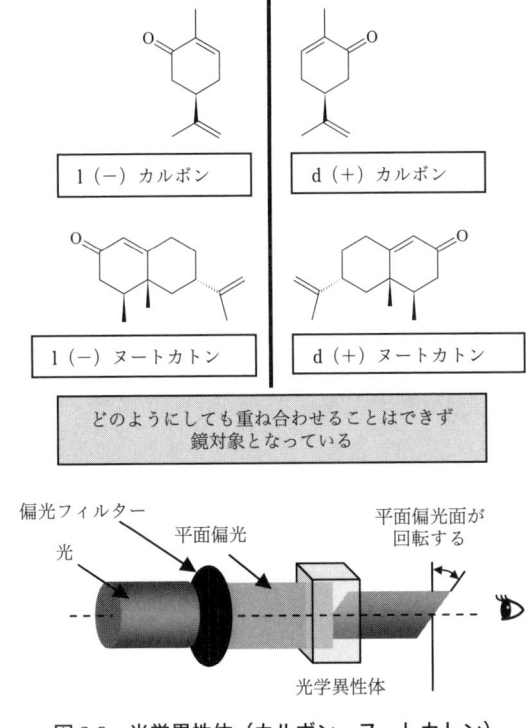

図2.9　光学異性体（カルボン、ヌートカトン）

光はさまざまな方向の振幅をもつ、波の混合物である。この光を一方向の振幅だけの光にするため、偏光フィルターを通すと、一方向だけの振幅となった平面偏光が得られる。この光を光学異性体の中を通過させると、通過後の偏光面が時計回りに旋回するものや、反時計回りに旋回するものが出てくる。時計回りに旋回させるものは右旋光体（またはd体、（＋）と表記される）と呼ばれ、反時計回りに旋回させるものは左旋光体（またはl体、（－）と表記される）と呼ばれる。この性質を用いることにより、2つの異性体を識別することができるのである。

　話はそれるが、果物の甘さを測定するのに糖度計がよく用いられている。その中の1つに旋光糖度計があるが、この糖度計はショ糖が旋光性をもっている性質をうまく利用したものである。

　カルボンは左旋光体がスペアミントのにおいで、右旋光体がキャラウェイのにおいをもつ。また、ヌートカトンは左旋光体がかすかな木材（ウッディー）のようなにおいで、右旋光体はグレープフルーツのにおいである。興味あることに、このヌーンカトンの閾値が左旋光体は600 ppm、右旋光体は0.8 ppmと、非常に大きな違いがある[14]。

　このように、物質の化学的構造とにおいには興味深い関係があることがわかっていただけたことと思う。このようなちょっとした構造の違いを嗅ぎ分けられるのも不思議なことである。おそらく生物の進化の過程で、生存に必要であるからこのような能力が獲得できたものであろう。におい受容体がそれらの違いを検知していると言われているが、まだ確かなところはわかっていない。

　まだまだ謎は多いが、人の鼻は非常にすばらしいものである。犬などの動物の鼻はにおいに対して非常に敏感だといわれているが、どんなにおいに対しても敏感なわけではない。一方、人の鼻はかなり広範なにおいを嗅ぎ分けられる能力をもっていると筆者は思っている。しかもありがたいことに、それらのにおいをいろいろな言葉で表現することができる。機器分析の手間と時間を考えれば、人間の鼻を分析の手段として活用するメリットをもっと考

えてもよいのではないかと思う。

2.4 マスキングとオフフレーバー
2.4.1 マスキングの作用機構

においの話で、「マスキング」や「オフフレーバー」という言葉に出会うことがある。マスキングが体験できる日常のシーンは、トイレである。アンモニア臭や糞便臭を消す目的で消臭剤がトイレによく置かれている。

話が横道にそれてしまうが、読者はトイレの消臭剤としてどのようなにおいをイメージするであろうか？　多くの方がキンモクセイのにおいをあげるのではないだろうか。キンモクセイは、晩秋から初冬にかけて短期間に咲きほこる。道を歩いているとどこからともなく漂ってきて、とてもフルーティーな香りがする。この花のにおいを嗅ぐとトイレを思い出すというのである。キンモクセイにとっては誠に迷惑な話かもしれない。ただし、消臭剤のキンモクセイの香りは合成して作られた匂いである。口がない植物のキンモクセイの代弁をすれば、合成品は天然が持つすべての成分をもつことができないので、似て非なるものであると言える。

話を元に戻すが、消臭剤はどのような作用機構で臭いを消しているのであろうか？　それは、次の4つである。

①　殺菌や抗菌などによって、臭いが発生する原因（多くは微生物）を取り除く
②　活性炭のように、発生した臭いを吸着する
③　別なにおいで悪い臭いを制御する
④　におい物質を分解してしまう

先の話題に出てきた、トイレの臭いを消すための消臭剤は、その多くが③の機能を利用したものである。このような消臭剤はマスキング剤と呼ばれている。悪い臭いを消すのではなく、別なにおいで悪い臭いを制御するというものである。

では、マスキングとは実際どのような作用機構を指すのであろうか？　マスキングという言葉の意味からは、次のようなイメージをもつかもしれない。1つは、良い匂い物質が悪いにおい物質の周りを被ってしまい、良い匂いの

部分のみにおい受容体に取り込まれる。2つめは良い匂い物質が選択的ににおい受容体に取り込まれ、その結果、悪い臭いは匂い受容体に取り込まれなくなる――。

しかし、状況はどうも違うようである。1章で述べたように、においを感じるということは、結局、電気パルスが脳に伝達されるか、されないかであった。つまり、もし何らかの方法で電気パルスが遮断されれば、においは感じないことになる。実は、マスキングは電気パルスに関係しているという。では、電気パルスが遮断される場所が一体どこにあるというのであろうか。これについては、**図2.10**を見ていただきたい。

この図は、においがどのように伝わるかを説明するために図1.2で示したものである。マスキング作用は図の×印の2箇所で起こっているという。では、どのようにしてそれが起こるのか見てみたい。

1つは、嗅細胞で起こる。最初に、悪い臭い物質が受容体に取り込まれたとする。それによって陽イオンチャンネルが活性化し、このことにより陽イオンチャンネルから陽イオンが嗅細胞に入る。つまり、電気パルスが発生するのである。ところが、マスキングするにおい物質がその開いた陽イオンチャンネルに直接作用すると、その結果、陽イオンチャンネルが閉じてしまい、陽イオンを取り込めなくなってしまうのである[5]。このため、悪い臭い物質の電気パルスが遮断され、脳に送られないことになる。つまり、悪い臭いは感じなくなるのである。

もう1つは、嗅球の糸球にある僧帽細胞の働きによって起こる[4]。1.1節ですでに述べたが、におい物質が嗅細胞の受容体に取り込まれると、陽イオンチャンネルが活性化する。これにより電気パルスが発生し、脳の嗅球にある糸球に達するのである。糸球に届いた電気パルスは僧帽細胞、房飾細胞を活性化し、嗅皮質を介して脳の各部へ伝達される。つまり、悪い臭い物質が受容体に取り込まれ、その結果、糸球にある僧帽細胞が活性化する。

同様に、良い匂いの物質も受容体に取り込まれ、その糸球にある僧帽細胞が活性化する。このとき、良い匂い物質によって活性化した僧帽細胞が、悪い臭い物質によって活性化した僧帽細胞に作用する。簡単にいえば、良い匂いの僧帽細胞が悪い臭いの僧帽細胞を邪魔しているのである。それにより、

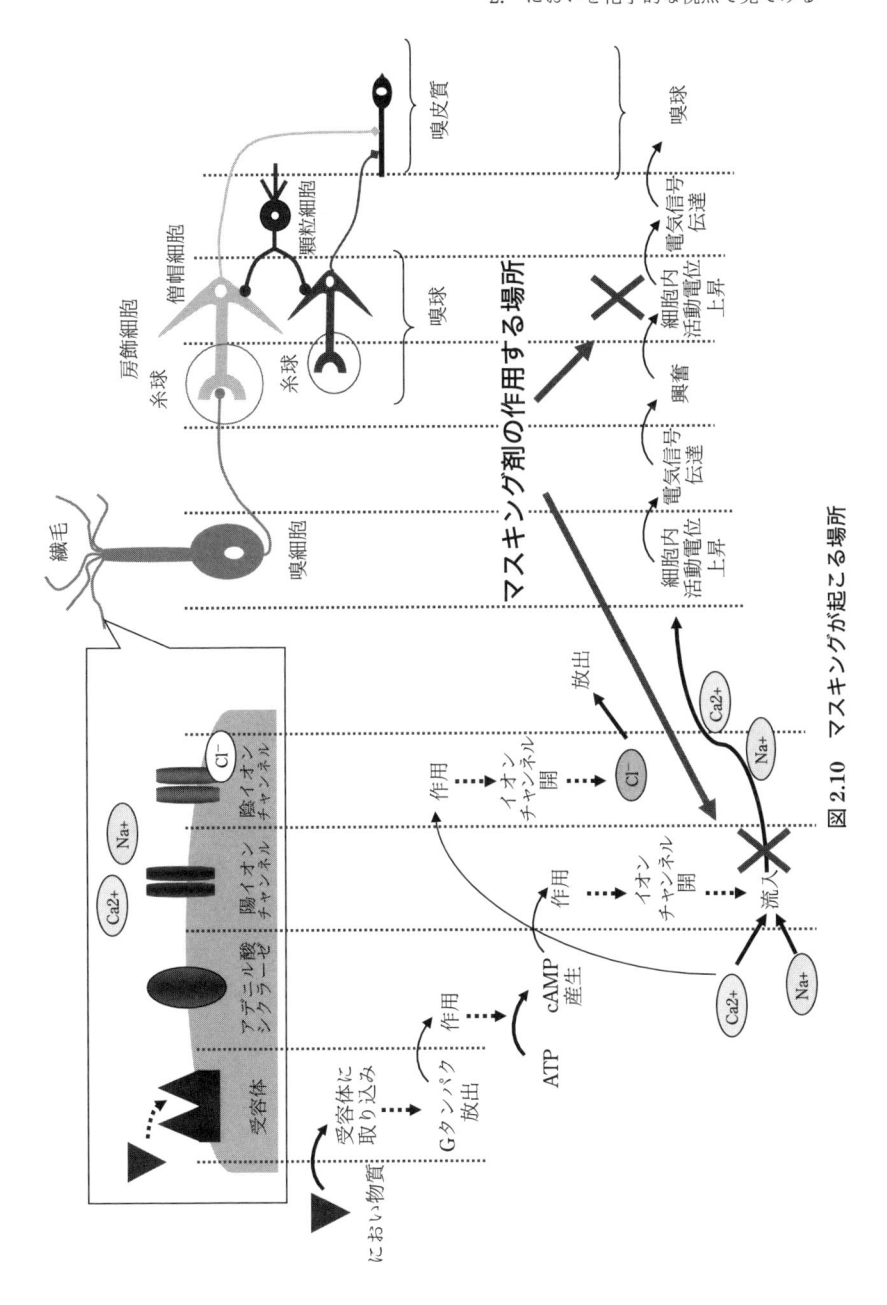

2. においを化学的な視点で見てみる

図 2.10 マスキングが起こる場所

悪い臭い物質によって活性化した僧帽細胞の電気パルスを遮断してしまうのである。その結果、悪い臭い物質の電気パルスが脳に伝わらないことになり、悪い臭いは感じなくなるというわけである。

以上のことをまとめると、マスキング作用はにおいセンサー部分で起こっているものと、脳の中で起こっているものの2つがあるといえる。どちらもにおい物質自身が変化したために起こるのではなく、我々の嗅細胞あるいは脳内の嗅球が、におい物質によって変化させられて起こるようである。

マスキングは、手軽に低コストで消臭できるというメリットがあり、多くの場面で利用されている。古くは古代エジプト時代、ミイラ作製時には悪臭対策は不可欠であったし、また多くの女性に愛用されていた香水は、自分の不快臭を隠すのが目的であった。スパイスを求め大航海時代が到来したが、それは食材の臭みを消すためであった。先人たちは作用原理など知るすべはなかったが、このようにマスキングを大いに活用していた。マスキングの科学的作用の解明がなされれば、先人の知恵を解く鍵が見つかるかもしれない。そしてその解明により、マスキング剤の開発がより効果的に行われることを期待したい。

マスキングに関することで、筆者が身近に経験した例を取り上げる。

以前から、あるメーカーの油性マーカーペンの匂いが気になっていた。その油性マーカーペンには黒と赤があり、黒からはベンズアルデヒドの匂いがした。この匂いは、杏仁豆腐や桜の葉っぱの匂いといえばわかっていただけるものと思う。読者の皆様も機会があれば、桜の花が散った後に出てきた葉を少しつまんで嗅いでみてほしい。指で揉むと感じられる匂いが、まさしく「ベンズアルデヒド」の匂いである。桜の花からもかすかにこの匂いがする。しかし、赤からはこのような匂いはしなかった（**図2.11**）。そこで、この油性マーカーペンの黒と赤の匂い物質の違いを調べてみた。

分析に使用したのは、5.3節で詳しく説明するが、ヘッドスペースGC-MSという装置である。アルミ箔にマーカーペンで字を書いて小瓶に入れ、セットすれば分析結果が出てくる。**図2.12**が分析結果である。

分析結果から、ベンズアルデヒドが検出されていることがわかった。含ま

2. においを化学的な視点で見てみる

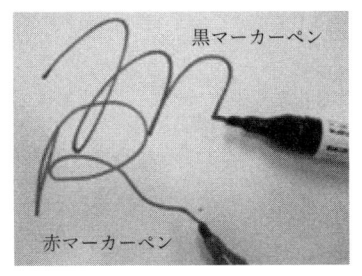

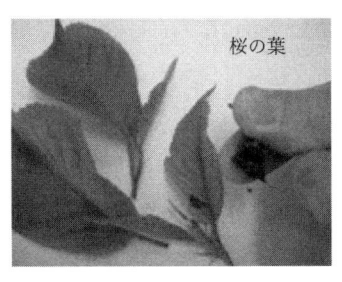

図2.11　油性マーカーと桜の葉

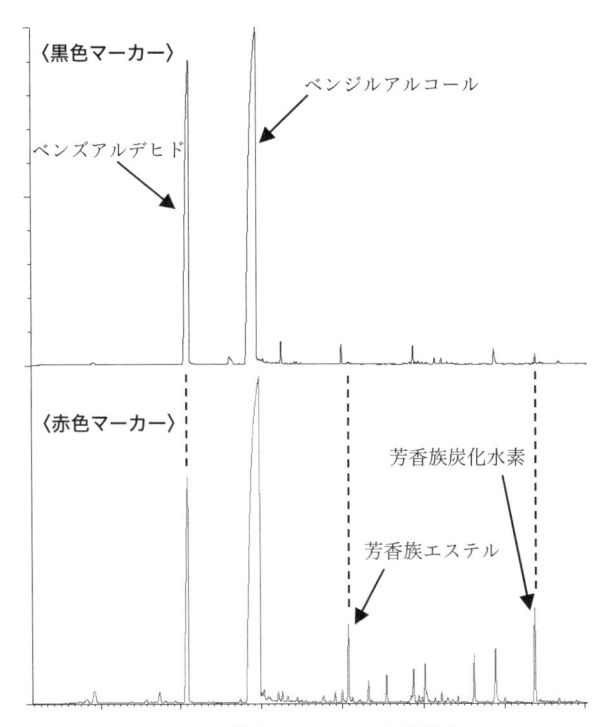

図2.12　油性マーカーの分析結果

れている量としては、ベンジルアルコールのほうが多い。しかし、ベンズアルデヒドのほうが匂いは強いのである。しかし、ベンジルアルコールと比較すると、ベンズアルデヒドのほうが閾値は低い。低い濃度で匂いを感じるため、匂いが強いと感じるのである。匂いの分析で注意をしなければいけないのは、量的に多く検出されている物質が必ずしもサンプルの匂いを特徴付け

37

ているものではないということである。

　さて、それでは黒と赤の匂いの違いはどこにあるのか？　赤にも黒と同じようにベンズアルデヒドが検出されている。詳しくみると、赤には芳香族エステルや芳香族炭化水素が少量検出されている。これらの物質の閾値がベンズアルデヒドより低い（匂いが強い）ので、ベンズアルデヒドの匂いが感じられなくなっているようである。赤をじっくり嗅ぐと、ベンズアルデヒドの匂いも少しは感じられるが、やはり黒とは別物のように感じられた。

　この例のように、少しの匂い物質であっても、メインの匂いをコントロールするのがマスキング技術で、悪臭の低減などに応用されている。図2.10をもう一度見てほしい。芳香族エステルや芳香族炭化水素が、電気パルスを遮断しているいずれかの場所に関与していると考えられる。このように、においに対する興味は尽きない。

　マスキング効果や匂いを強めるシナジー（相乗）効果については、まだ解明されていないことが多い。しかし、自分の鼻で体験することは簡単である。油性マーカーが近くにあったら、鼻を近付けてちょっと匂いを嗅いでみてほしい。

2.4.2　オフフレーバーの作用機構

　次は、オフフレーバーについてである。オフフレーバーとは、どのような意味として理解されているのであろうか？　一般的には、そのものを特徴付けているにおいがなくなる、という理解がなされている。実は、オフフレーバーは異臭の1つなのである。ISOの定義によれば、異臭とオフフレーバーには次のような違いがある。

　　異臭：外部の発生源から食べ物に付いた不快な臭い、香り
　　オフフレーバー：食べ物の中に含まれる成分が劣化して付いた不快な臭い、香り

　この定義は、外部からの物質の混入によって生じる異臭と、内部の成分の劣化や変化によって生じる異臭とを区別している。異臭については3章で詳しく述べるが、食品の異臭はあらゆる段階で発生する。表2.2に異臭の発生源の例を示した[9]。

　この表のうち、微生物反応あるいは化学反応によるものがオフフレーバー

2. においを化学的な視点で見てみる

表2.2　異臭の発生源

直接的な接触	包装システム 木製パレット 殺菌剤／洗浄剤 農薬／除草剤	ワインコルク 燻蒸剤
水による混入	水処理システム 藍藻（アオコ）／放線菌 製造ラインからの流出 廃水	
空気による混入	輸送コンテナ 床材 塗料 消毒剤	ディーゼル排ガス 保温材 外部への化学物質放出
微生物反応	肉や魚の腐敗 バニリンの分解	嫌気性発酵 ソルビン酸の分解
化学反応	自動酸化反応 酵素反応 前駆体反応	

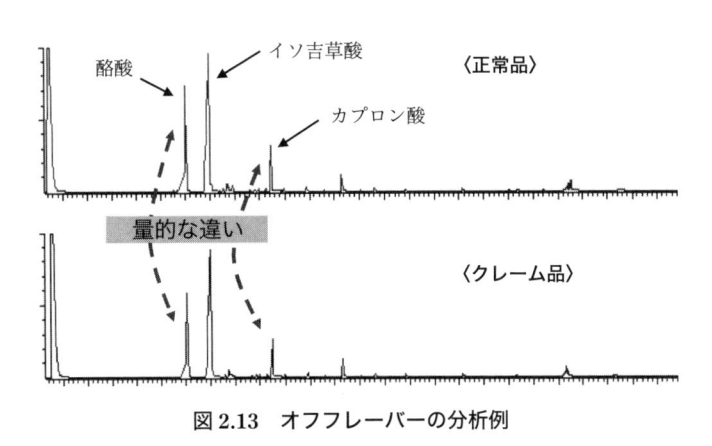

図2.13　オフフレーバーの分析例

の発生源となる。ここで、オフフレーバーの分析の例を**図2.13**で見てみる。
　この分析例は、「消毒臭がする」というクレームがあったジュースを分析したものである。クレーム品はたしかに、弱い消毒臭のようなにおいを感じ

た。しかし、正常品とクレーム品を分析しても、特に異臭の原因となる特別な物質は見つからなかった。図2.13を見ると、クレーム品は正常品に比べ、酪酸とカプロン酸の量が少ない。したがって、通常、酪酸やカプロン酸は酸臭や腐敗臭と感じられるが、この2つの酸のバランスが崩れたために、消毒臭のような臭気として感じられたのではないかと考えられる。このように、オフフレーバーは内部成分が何かしらの原因で組成が変わったために、異臭としてとらえられることを言う。

　ここで少し補足するが、今後、図2.13のようにいろいろなピークが並んだチャートが出てくる。これは5.3節で説明するが、ガスクロマトグラフィーによって得られたチャートである。検出された物質の量は、チャートに描かれた1つのピークの面積と比例している。したがって、面積が大きければ検出された量も多いと考えてよい。ピークは三角形の形をしているので、ピークの面積は底辺×高さ÷2で計算できる。概略の量的な比較をする場合は、底辺の長さがほぼ同じであればピークの高さが高ければ量が多い、と見なしてもよいということである。

　食品にオフフレーバーが生成してしまう要因として、次の3つがあげられる。

① 食品の素材そのものの原因によりオフフレーバーが生成する。
生化学的代謝、あるいはストレス代謝によって素材中にオフフレーバーが生成する。品種間の違い、餌や農薬のやり方、使用する水、環境などが影響している。

② 食品素材のダメージによりオフフレーバーが生成する。
収穫後や加工後は、その流通過程においていろいろなダメージを受ける。これにより腐敗が進んだりする。その結果、新たなにおいが発生する。

③ 微生物による食品の劣化によってオフフレーバーが生成する。
微生物による腐敗は、食品の品質が損なわれる大きな原因である。素材に付着した微生物が、代謝の産物としてある化学物質を産生する。それにより、においも含め食べ物の品質が変わってしまう。

＊教訓6　「百聞は一嗅ぎに如かず」

2.5　おいしさと臭い

ここではおいしさと臭いについて考えてみる。読者の方は「おいしさ」をどのように定義するであろうか？　JISでは「食品を摂取したとき好ましい感覚を引き起こす性質」としている。好ましい感覚を引き起こす性質は、人間の五感を通して獲得される。たとえば大福のもちもちとした食感（触覚）。おせんべいを噛んだ時のぱりぱりという音感（聴覚）。トマトの赤々とした色感（視覚）。蜂蜜の濃厚な甘い味（味覚）。さらに重要な役割を担っているのがにおい（嗅覚）である。

また、物事には必ず表と裏がある。おいしそうな匂いもあれば、おいしさを感じさせない臭い（いわゆる異臭）もある。おいしさは何も新鮮さや高級な素材によってのみ得られるのではない。ここではおいしさについて、異臭との関係から考えてみる。

2.5.1　おいしく食べる工夫と化学的な原理

今に到るまで、先人たちはいろいろな工夫をしておいしく食べる方法を見つけてきたが、身近な食材を例に、おいしく食べる工夫と臭いについて化学的な視点から見てみたい。

● 魚をおいしく食べる

日本人は、魚介類が非常に好きな国民である。魚介類は鮮度が命といわれるように、時間の経過と共に鮮度が落ちてきて、いわゆる生臭い臭いを発するようになってくる。また、ときには魚介類が生息している環境により、泥臭い、カビ臭い、消毒臭がする、などの問題が発生することもある。図2.14には、鰻の蒲焼に山椒を振る、鯖やコハダを酢で〆る、鮎に蓼酢を添える、など魚を美味しく食べる工夫の一例を示した。先人はなぜこのような工夫をしたのであろうか？　図2.15に、その理由を化学的な原理で示した。

図2.15の上段は鰻と山椒の関係である。鰻はご存知のように、池や川の泥の中に住んでいる。池や川の泥の中には、泥臭さ、あるいはカビ臭の原因物質として、ジオスミンや2-メチルイソボルネオールという物質が存在し

| 鰻の蒲焼 | ちりめん山椒 | 山椒 |

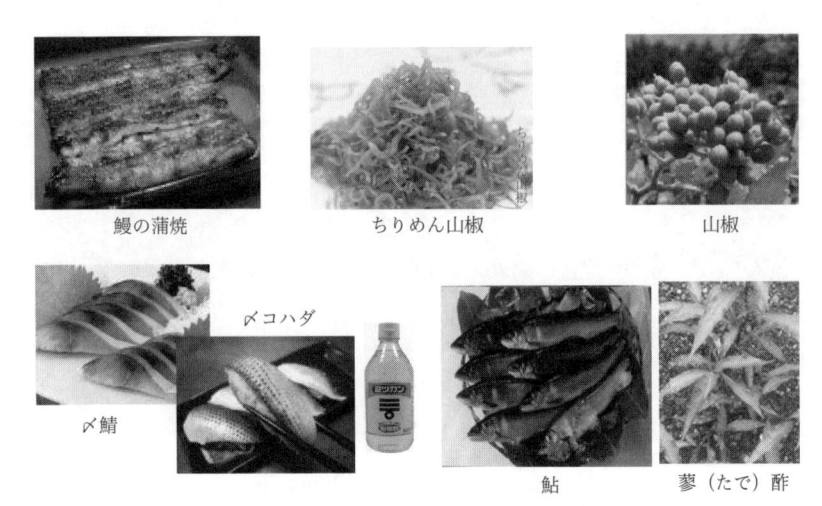

〆鯖　〆コハダ　　　　鮎　　蓼(たで)酢

図2.14　魚をおいしく食べる工夫（異臭軽減の工夫）

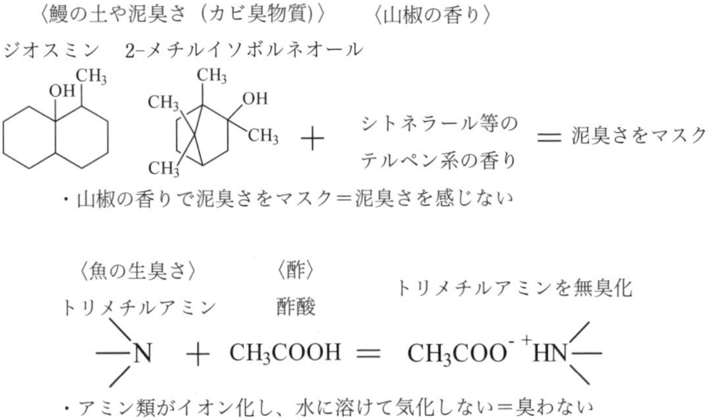

〈鰻の土や泥臭さ（カビ臭物質）〉　〈山椒の香り〉
ジオスミン　2-メチルイソボルネオール

（構造式）＋　シトネラール等の　＝　泥臭さをマスク
　　　　　　　テルペン系の香り

・山椒の香りで泥臭さをマスク＝泥臭さを感じない

〈魚の生臭さ〉　　〈酢〉
トリメチルアミン　酢酸　　　トリメチルアミンを無臭化

$$\equiv\!N\ +\ CH_3COOH\ =\ CH_3COO^-\ {}^+HN\!\equiv$$

・アミン類がイオン化し、水に溶けて気化しない＝臭わない

図2.15　魚をおいしく食べる工夫（化学的な原理）

ている。そのため、これらの物質が鰻の体外や体内に存在することになる。鯉や鮒などの川魚も同じである。一方、山椒の中にはシトネラールやテルペン類などの香りの成分がある。鰻に山椒を振るのは単に山椒の香りが良いからだけではなく、鰻の泥臭さを山椒の香りでマスキングする効果をうまく利用したものなのである。魚料理にはよくにおいの強い野菜（ねぎ、しょうが、大葉、茗荷、にんにくなど）が使われる理由も同じことである。

2.4節でマスキングの作用機構について説明したが、シトネラールやテルペンなどの化学物質が直接作用し、泥臭い臭いで活性化された陽イオンチャンネルを閉じてしまい、電気パルスを遮断している可能性がある。あるいは、糸球にあるシトネラールやテルペンによって活性化された僧帽細胞が、泥臭い臭いで活性化された僧帽細胞に作用して電気パルスを遮断している可能性がある。このように、マスキング効果をはじめとしたにおいの化学変化の不思議さには本当に興味が尽きない。

図2.15の下段は、魚を酢で〆た例である。魚には独特の生臭さがあるが、その原因物質はアミン類である。特に、鮮度が落ちてくると強い臭いを発してくる。この理由は2.4節のオフフレーバーとなる3つの原因のうち、③の「微生物による劣化」で生臭さが発生しているのである。このアミンに酢酸を添加すると、図の化学式のように、アミンのN原子上の孤立電子対が酢酸のカルボン酸基のHをH^+として引き抜き、アンモニウム塩ができる。

アミン類は塩基物質である。先の表2.1を参照してほしい。いわゆるブレンステッドの定義による酸と塩基の中和反応が起こっているのである。つまり、揮発性のアミン類が中和反応によって塩となり、気化しにくくなったのである。それにより臭わなくなった、つまり生臭さが消えたことになる。

酢で〆ることの大きな理由として、酢の殺菌作用により微生物の発生を抑えるということはよく言われていることである。その結果、腐敗を防ぐことができる。しかし、殺菌作用と魚の生臭さが抑えられることとの間には何の関係性もない。酢には中和反応による臭い物質の消去という作用があることもわかったと思う。

先人たちは図2.15に示した化学的な反応を知っていたわけではないのだろうが、あらためて先人たちの知恵は非常に合理的であったということがわかる。しかも、科学的な裏付けがあったことに驚かされる。

● 貝類をおいしく食べる

次の例は貝類である。貝類を美味しく食べる工夫として、例えばムール貝のワイン蒸し、カキやホタテにレモンや柑橘類を絞って食べる、などがある（図2.16）。図2.17に、このような工夫の化学的な原理を示したが、この例

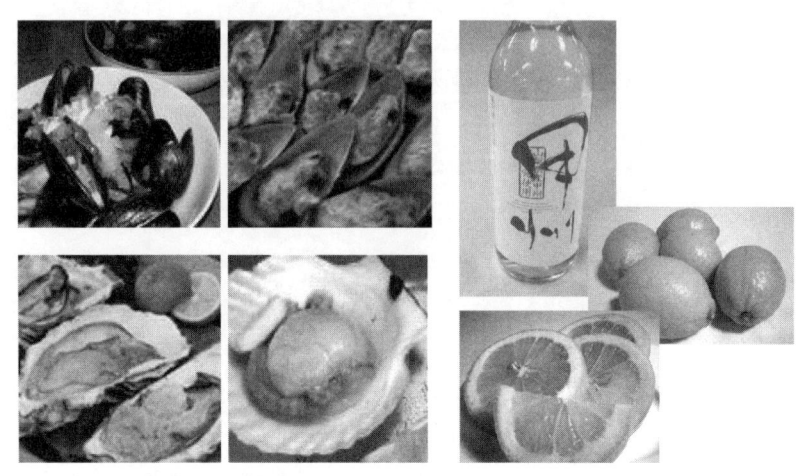

図2.16 貝類をおいしく食べる工夫（異臭軽減の工夫）

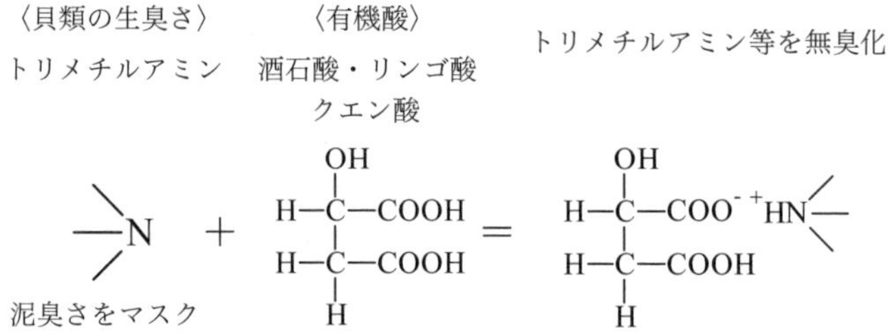

〈貝類の生臭さ〉　　〈有機酸〉　　　　トリメチルアミン等を無臭化
トリメチルアミン　酒石酸・リンゴ酸
　　　　　　　　　クエン酸

$$\mathrm{(CH_3)_3N} + \begin{matrix} \mathrm{H-C-COOH} \\ | \\ \mathrm{OH} \\ | \\ \mathrm{H-C-COOH} \\ | \\ \mathrm{H} \end{matrix} = \begin{matrix} \mathrm{H-C-COO^-} \\ | \\ \mathrm{OH} \\ | \\ \mathrm{H-C-COOH} \\ | \\ \mathrm{H} \end{matrix} {}^+\mathrm{HN(CH_3)_3}$$

泥臭さをマスク

・アミン類がイオン化し、水に溶けて気化しない＝臭わない
・柑橘類の香りで生臭さをマスク＝生臭さを感じない

図2.17 貝類をおいしく食べる化学的な原理

も魚を酢で〆る理由と同じである。貝類の生臭さの原因物質であるアミン類と、ワインやレモンに含まれている有機酸との反応である。これらの有機酸には酒石酸、リンゴ酸、クエン酸等が含まれている。また、レモンなどの柑橘系を使う場合は、そこに含まれている香りにより貝類の生臭さをマスキングする作用も働いている。

● 野菜をおいしく食べる

次の例は野菜である。野菜の中にも独特の臭いを持っているものが多い。図2.18にゴボウ、レタス、ピーマン、モヤシの臭いの例を示した。

ゴボウ、レタス、ピーマン、モヤシなどには土臭い、埃臭いなど独特に

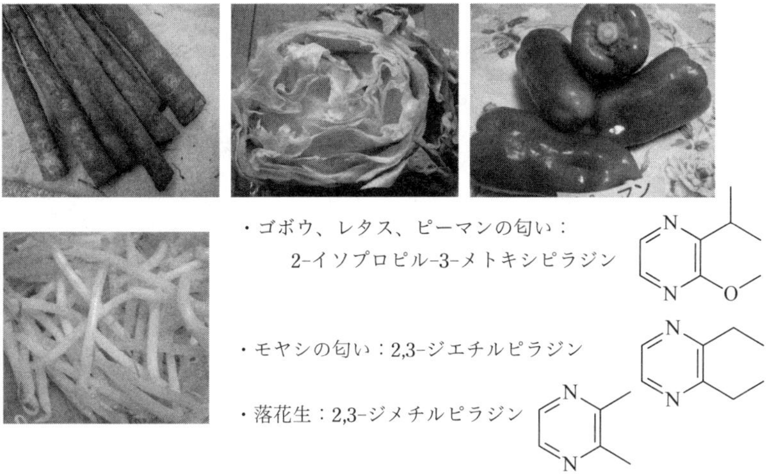

2. においを化学的な視点で見てみる

- ゴボウ、レタス、ピーマンの匂い：
  2-イソプロピル-3-メトキシピラジン

- モヤシの匂い：2,3-ジエチルピラジン

- 落花生：2,3-ジメチルピラジン

図2.18　野菜の独特のにおい

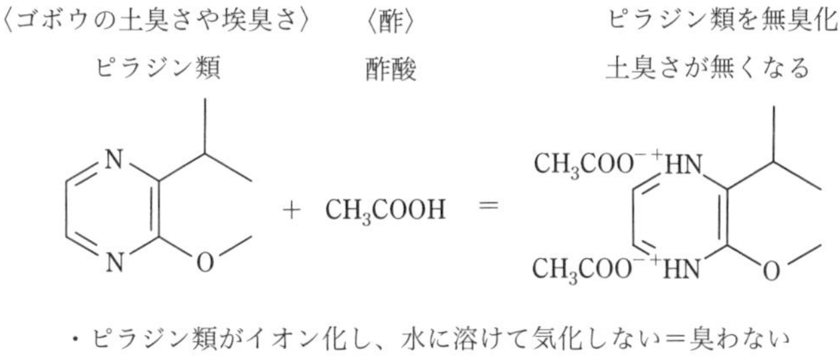

〈ゴボウの土臭さや埃臭さ〉　〈酢〉　　　　ピラジン類を無臭化
　　ピラジン類　　　　　　酢酸　　　　　土臭さが無くなる

- ピラジン類がイオン化し、水に溶けて気化しない＝臭わない

図2.19　野菜の香りと美味しく食べる工夫（化学的な原理）

おいがある。これらの主成分はピラジン類で、ブレンステッドの定義による塩基物質である。

　図2.19に、臭い低減の化学的な原理を示した。魚貝類のところで説明したように、酸と中和反応によって塩ができ、臭わなくなる。よく、ゴボウをささがきにしたとき酢水につけるが、これはゴボウの変色を止めるだけでなく、ゴボウ特有の土臭い臭いの低減に一役買っているわけである。モヤシやピーマンも、ドレッシングなどの酸性のものと一緒に食べると、その臭さが低減できる。

45

燻製：フェノール類（クレゾール、グアヤコール）、アルデヒド類
その他：コショウ、セージ、ニンニク

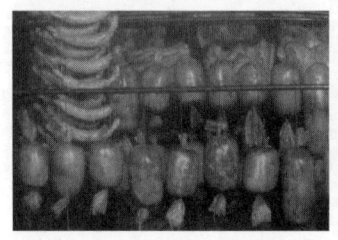

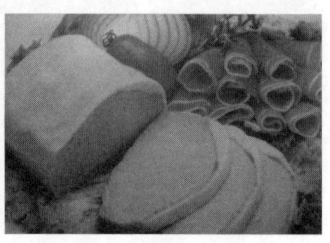

・燻製の香りで酪酸（チーズ様）臭をマスク＝肉臭さを感じない

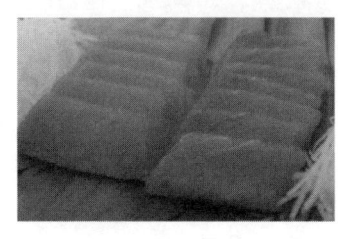

・醤油に漬け込む、醤油やワサビをつける
　醤油：醤油の香り、有機酸
　ワサビ：香り、刺激
　その他：シソ（青ジソ、穂ジソ）
　　　　　ニンニク

図 2.20　おいしく食べる工夫

● その他の食品

その他の食品の例を、**図 2.20** にまとめた。

燻製ではいろいろな木のチップが用いられる。そのスモークにはフェノール類、アルデヒド類が数多く含まれており、特にフェノール類は肉や魚の防腐目的に重要な役割を果たしている。さらに、その香りは肉の乳臭い酪酸臭をマスキングし、肉臭さを感じさせないという役割ももっている。

また、肉や魚を醤油に漬け込んだり、刺身にわさびや生姜をつけて食べたりするが、これは醤油の香りやわさび、生姜の香りなどによって異臭物質がマスキングされるのである。醤油に含まれる有機酸は、塩基性の異臭物質が中和され、臭いが減少することに一役かっている。

● 焦げとにおい

次に、「焦げ」について考えてみる。よく「焦がし加減が絶妙」とか「ご飯のお焦げの香ばしさは何ともいえない」などと言うが、焦げはおいしさと関係がありそうである。

読者の方も経験があると思うが、前日作ったカレーを温め直すとき、カ

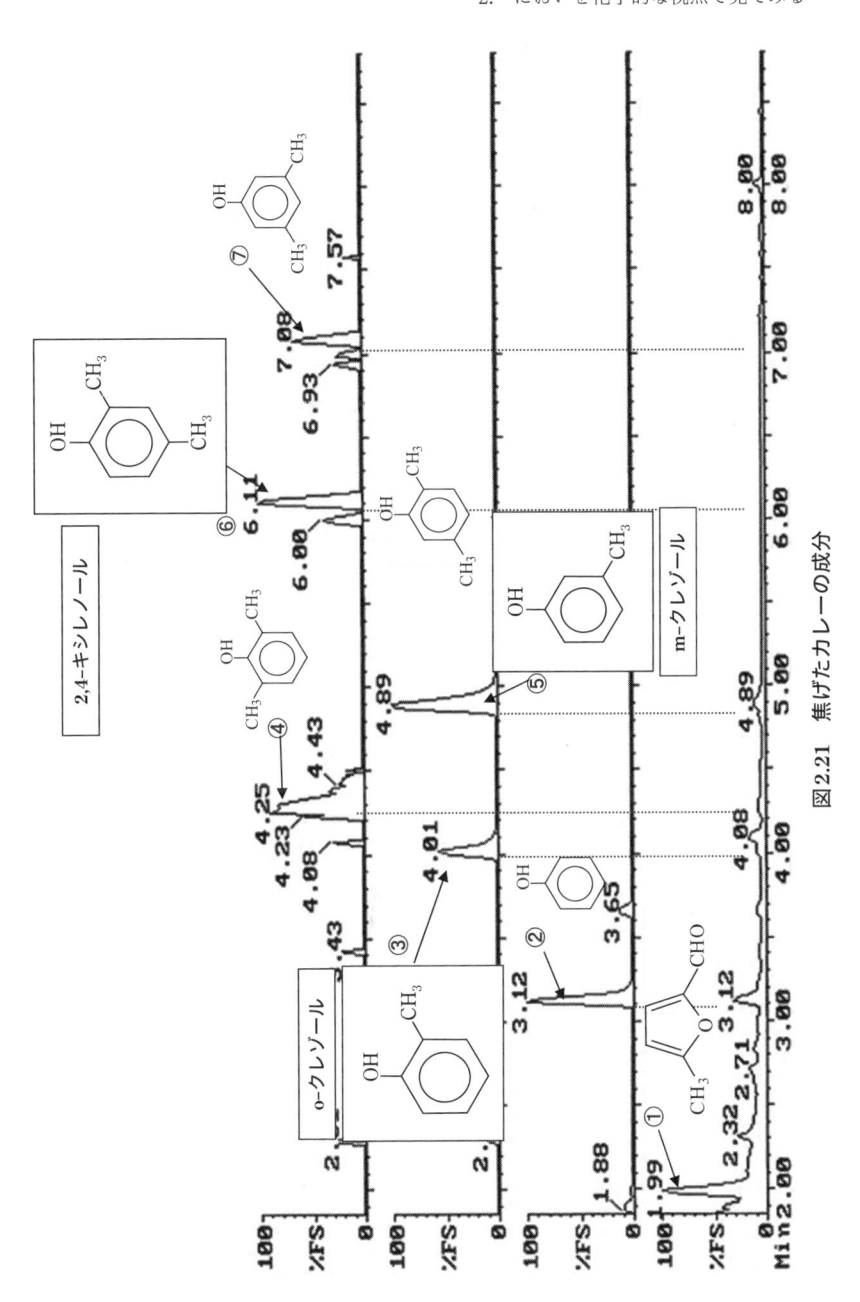

2. においを化学的な視点で見てみる

図2.21 焦げたカレーの成分

レーを焦がしてしまうことがよくある。カレーを焦がしてしまうと焦げ臭が全体に行きわたってしまい、おいしくない。図 2.21 に焦げたカレーの成分を分析したチャートを示した。

おいしくなくなる原因物質が、図 2.21 に示したクレゾール類である。焦げは見た目は黒く、口にすると苦い。クレゾール類は、燻製のスモーク中にも含まれる成分でもある。このクレゾール類が微量であれば、燻製のような香ばしい匂いが肉の生臭さをマスキングしてくれるが、量が多くなってくると苦味が勝ってきて、焦げ臭となり異臭となる。以前、学校給食で出されたカレーライスで「薬品臭がする」という生徒からのクレームがあったことから、異臭原因を特定する依頼があった。調べてみると、カレーからクレゾール類が多く検出され、調理時の焦げが原因ということがわかった。この焦げを絶妙にコントロールしておいしさに変えるのが、シェフのプロ技といえるかもしれない。

異臭を取り除けばおいしいものになる、という例を紹介したい。図 2.22 を見ていただきたい。これは、皆さんよく知っているある食品（嗜好品）であるが、加工前は図の下段のチャートのようであるが、加工後は上段のチャートのように変化する。つまり、におい成分が著しく増えるのである。

答えはコーヒーの香り成分である。

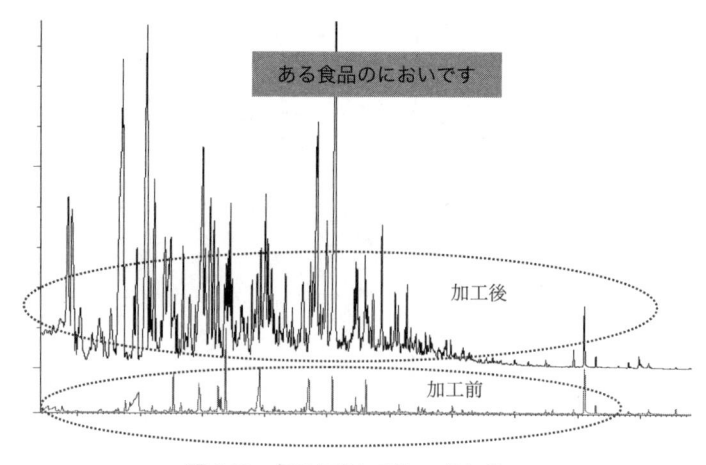

図 2.22　何のにおいでしょうか？

下段は生豆の状態での香りで、上段が焙煎した後の香りである。焙煎することによって全く別な香り物質が何百と出現してくるのには驚く。また、コーヒー豆の種類や焙煎の仕方によって数え切れない香りのコーヒーができるということがよくわかる。

　香り高いコーヒーにも20年ほど前には異臭とされる臭いが指摘されていたようである。それはリオ（リャド）臭と呼ばれており、コーヒー業界では有名な臭いである。この臭いはブラジル産コーヒー豆特有の香りで、ヨード臭や薬品臭のようだといわれている。この臭いがあると豆のランクが落ち、不良の豆として分類される。

　1990年代に、このリオ臭の原因物質が分析されはじめ、カビ臭物質であることが報告された。正体は、これまでにも何度か出てきた2,4,6-トリクロロアニソールである。このアニソールについては6章で詳しく説明するが、殺菌剤として使用されている農薬が原因と考えられる。つまり、原因物質はトリクロロアニソールであるが、それが、農薬の分解によって生成される可能性が大きいのである。コーヒー豆に使用される農薬にペンタクロロフェノール等があり、おそらくそれら農薬の分解生成物ではないかと思われるが、はっきりした原因がわかれば、何かしらの対策がとれるはずである。

　リオ臭についてインターネットで検索すると、次のような記事が見つかった。

　「日本では水道水のカルキ臭の風味に似ていることから敬遠されているが、ギリシャなどの国々では人気のフレーバー。日本では、リオ臭のするコーヒーはマイナスと評価されるため口にする機会がない。」

　さすがに我々は、カビ臭がする水は進んで飲む気にはなれないが、所変われば、である。

　いまでもリオ臭のするコーヒーは存在するようである。良品のコーヒーと、リオ臭がするコーヒーを分析して比べてみた（**図2.23**）。

　このチャートは、リオ臭の原因物質を特定しやすいように設定して得られたものである。丸で示した部分のピークがリオ臭の原因物質であり、それは2,4,6-トリクロロアニソールである。なんとコーヒーの匂い成分を4,000倍に濃縮してやっととらえられたピークである。この2,4,6-トリクロロアニ

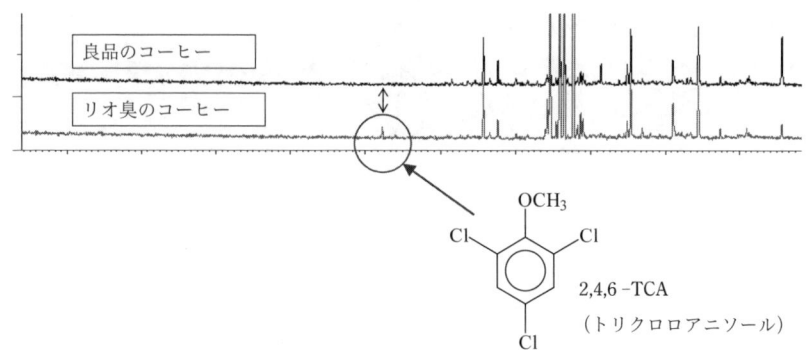

図 2.23　リオ臭の原因物質

ソールが ppt の濃度で含まれているだけで異臭となってしまい、豆のランクが低くなってしまったり、クレームとなる。クレームとなった豆はすべて廃棄処分となってしまうので、原因物質の特定や排除ができれば、安心しておいしいコーヒーが味わえることになる。

● 加熱調理器具の異臭

次に、心を込めて作った料理が、思わぬところから発生した異臭によって失敗してしまった例を紹介したい。

調理用電化製品は、加熱して使用されることが多いので、時々異臭を発することがあるのは読者の方も経験があると思う。例えばオーブントースターは、新品のうちは使用中、焼けた樹脂のような臭いがするし、電子レンジもそのような臭いがすることがある。紹介するこの例も、加熱調理器具が「変な臭いがするので見てみてくれませんか」と相談されたものである。図 2.24 に異臭が発生した部分の構造を示す。

図の A 側よりも B 側で、より強くクレゾール臭が感じられた。本体はどうかとドライヤーで加熱してみたが、スチレン系の臭いがかすかにする程度で問題はなかった。このことから、回転シャフトが異臭の発生源ではないかと思い、回転シャフトを外してみると、そこにはシリコーンゴムのパッキンと樹脂製のスペーサーが取り付けてあった。

この樹脂製のスペーサーは、厚みが 1 mm にも満たない薄いもので、数枚挿んであった。少しクレゾール臭を感じたが、まさかこんなに小さくて薄い

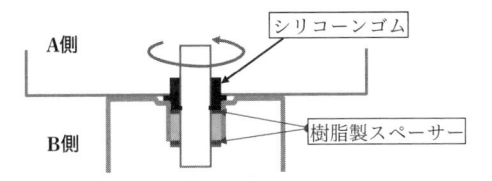

```
    A側 ┐  ┌シリコーンゴム
        │  │
    B側 ┘  └樹脂製スペーサー
```

図 2.24　加熱調理器具の異臭発生部分

ものが異臭の原因にはならないだろうと思っていた。しかし物は試し、180℃で焼いてみると……何と、クレゾール臭が強くなってきたのである。これには本当に驚いた。原因は、このスペーサーであった。

原因がわかれば、あとは簡単。スペーサーを替えるか、180℃で空焼きしてクレゾール臭をとばすか。今回は 180℃で数時間空焼きして、クレゾール臭をとばすことにした。数時間後、スペーサーの異臭は完全になくなった。

空焼きした樹脂製スペーサーは若干色が濃くなり、寸法も少し小さくなったが、元に戻すことができた。シリコーンゴムのパッキンは洗浄してグリスを差し替え、シャフト回りも洗浄して、元に戻して出来上がり。

この加熱調理器具は実はパン焼き機であった。依頼主に、もう異臭はしないはずといって返却した。次の日持ってきてくれた、心のこもった、異臭のない（！）パンは、本当に美味しかった。「初めて使ってみたものだったので、手作りの味はこのような味なんだと諦めていました。でも、こうして原因がわかって異臭を排除してもらったので、本当に美味しく作ることができて、ますます手作りが楽しくなりました！」と依頼者にも喜んでもらった。

今回の異臭原因となっていたスペーサーは、フェノール系の樹脂だと思われる。フェノール系の樹脂は赤褐色に着色した樹脂で、硬くて耐熱性があり電気絶縁性も良好なので、電化製品等の加熱部で多く使われており、ベークライトとも呼ばれることもある。現在でもよく見かけるのは、電気ブレーカーに使われている黒い樹脂である。

今の人は知らないと思うが、松下電器産業（株）（現パナソニック）を創業した松下幸之助が作り販売していたものに、黒い白熱電球二股ソケットというものがあった。大きな白熱球と小さな白熱球が 1 つのソケットについ

ており、切り替えスイッチでどちらかが点灯できた。年輩の人にとっては懐かしいと思う。電気を消すときにはソケットがかなり熱くなっていて、顔を近づけると消毒剤のようなにおいがしていたのだが、それがフェノール系樹脂であった。

フェノール系樹脂にもいろいろな種類があり、フェノール・ホルマリン樹脂（フェノール樹脂）、クレゾール・ホルマリン樹脂、変性フェノール樹脂などがある。異臭で注意をしないといけないのは、クレゾール・ホルマリン樹脂である。

樹脂の硬化に関与するのは、メタ（m–）クレゾールで、硬化に関与しない異性体のオルソ（o–）クレゾールやパラ（p–）クレゾールが樹脂中に残留して異臭を発生する場合がある。

異臭に関して、小さな部品1つにも細心の注意が必要なことを、今回改めて思い知った次第である。電化製品は安全で使いやすいというのは品質の第一であるが、臭いについても管理項目として取り上げるよう製造企業に望みたい。

3. 何が異臭なのか？

異臭がするとよく言うが、その実態は何であろうか？　何かほかのにおいに比べ危険な物質なのであろうか？　また、我々はどのような判断のもとに正常なにおいと異臭とを区別しているのであろうか？　これらのことについて、この章では考えてみたい。

3.1　良い匂いと悪い臭い

日本語では色に関する表現が非常に豊富である。赤系の色であれば、赤、紅、唐紅、茜色、朱、緋色、小豆色などのようにさまざまな表現で、微妙な色の差異を表現している。しかし、それに比べるとにおいに関しての表現は非常に乏しい。良いイメージとしての「匂い」「香り」、悪いイメージとしての「臭い」という程度の表現しか思い出せない。一方、英語では fragrance、scent、aroma、odor、flavor、stink、smell、bouquet、redolence…など、においに関する言葉はバラエティーに富んでいる。それらのうち、良いイメージのものとしては fragrance、scent、aroma、flavor、smell、bouquet、redolence、などが使用される。例えば"This wine had a fruity aroma."のように。一方、悪いイメージの言葉としては、odor、stink、smell などが使用される。例えば"This house stinks of cigarettes."などである。

良い匂いと悪い臭いと、その違いはどこにあるのであろうか？　良い匂い、悪い臭いは人間の主観による部分が多いが、まとめると**表 3.1** のようになる

表 3.1　良い匂いと悪い臭い

■　**良い匂い**
人が美味しそう、心地よいと感じる匂い（個人差あり）
■　**悪い臭い（異臭）**
人が不味そう、不快と感じる臭い（個人差あり）
基本的に、人が危険を回避する予知機能

のではないかと思う。

　通りすがりに鰻の蒲焼や焼き鳥を焼いている匂いを嗅ぐと、非常においしそうに感じ、食欲がそそられる。しかし、これらの匂いを年中嗅ぎ続けなければならない状況に置かれた場合、どのように感じるのであろうか？　時々嗅ぐから良いのであって、毎日意図せずに嗅がされていると異臭となってしまうのではないだろうか。近隣住民とトラブルになりかねない良い匂いの例である。また、タバコの匂いも愛煙家にとっては心安らぐ匂いであるが、吸わない人にとっては、そのそばを通り過ぎただけでも非常に迷惑で嫌な臭いとなる。

　図 3.1 は良い匂いと多くの方が感じるものである。マンゴー、メロン、リンゴ、イチゴなどの果物は、特有のフルーティーな匂いがあり、ほとんどの人が良い匂いと感じると思う。

　また、人によって良い匂いと感じるものを図 3.2 に示した。

　コーヒー、くさや、納豆、鮎などは好きな人にとっては良い匂いと感じる。もし、良い匂い同士を合わせるとどのようになるであろうか？

　マンゴーの匂いにくさやの匂いを合わせると、腐ったマンゴーの匂いがする。これはくさやの匂いに含まれているスカトールが原因である。また、緑

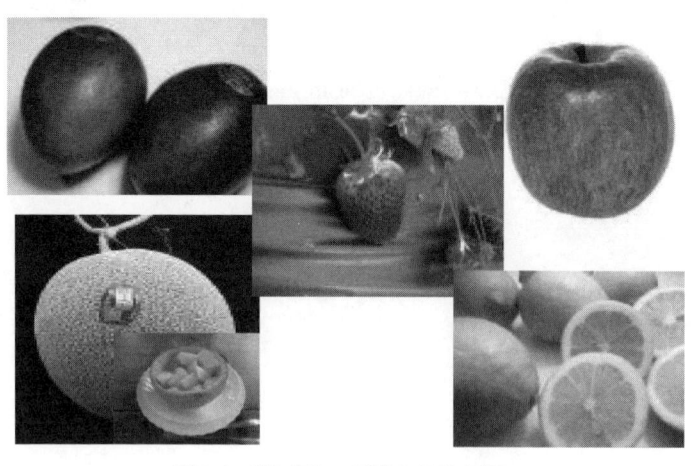

図 3.1　良い匂い・美味しそうな匂い

3. 何が異臭なのか？

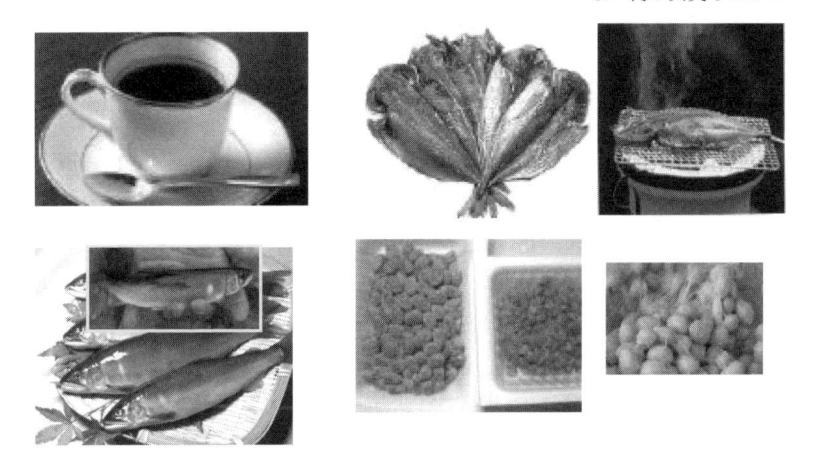

図 3.2　美味しそうな匂い？

腐ったマンゴー（異臭）
スカトール（閾値：ppt）

カビ臭いお茶（異臭）
2メチル酪酸エチル（閾値：ppt）

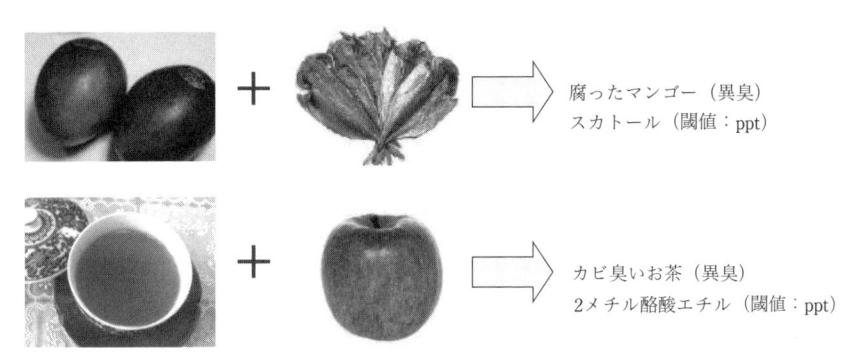

図 3.3　良い匂い＋良い（？）匂い＝？

　茶とリンゴの香りを合わせると、カビ臭いお茶のにおいがする。この場合は、リンゴの香りの2メチル酪酸エチルが原因となっている。良いもの同士を掛け合わせても、良い匂いにはならないようである（**図 3.3**）。あまりおいしくない紅茶にリンゴの香りを加えると、おいしいアップルティーができる。臭いくさやにリンゴの香りをつけると、はたしておいしいくさやができるのであろうか？（**図 3.4**）

　筆者は時々、リンゴの香りがかすかに残るお茶飲料に遭遇することがある。ペットボトル容器のお茶が数多く販売されているが、例えば充填工場でリンゴジュースを充填したとする。そして充填後、ラインを十分に洗浄し引き続

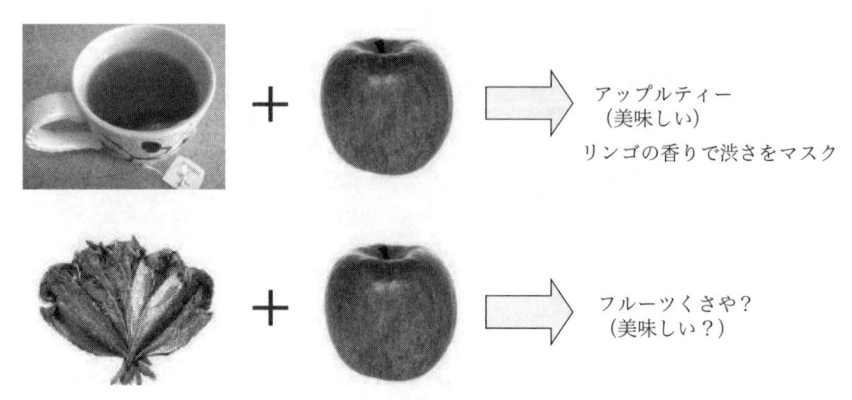

アップルティー
（美味しい）
リンゴの香りで渋さをマスク

フルーツくさや？
（美味しい？）

図 3.4　まずい＋良い匂い＝美味しい？

きお茶を充填する。このような場合、上述した異臭の問題が発生する可能性がある。原因は配管、バルブ、ポンプあるいは充填機などに使用されているパッキン類である。パッキンの裏側や傷がついた部分などに入り込んだ匂い成分は、完全には洗浄できないからである。また別なケースとして、ジュースとお茶を並列した充填ラインで両者を同時に充填したとする。このとき、リンゴの香りが空間に漂い、その匂いがお茶に移ってしまい、異臭発生の原因となることがある。

　女性がつける香水は、良い匂いと悪い臭いを併せもつ商品かもしれない。すれちがった時に、ほんのり香る香水は何とも魅惑的であるが、混んだ通勤列車で身動きがとれないとき嗅がされる香水の香りほど嫌なものはない。あるいは、香水の香りがついた飲み物や食品を口にしたときも香水の香りが悪い臭いと感じる。
　一般的に、人は強いにおいを嗅ぎ続けさせられると、良い匂いも悪い臭いに感じてしまう。あるいは、良い匂いでも本来の匂いを邪魔すると悪い臭いに感じてしまう。このように、良い匂いと悪い臭いは微妙なバランスの上にあると言えよう。

3.2　異臭とは何か？

　異臭は、次のようにまとめることができそうである。

「人間が不快と感じるすべてのにおい。ただし個人差が大きい」

すなわち、良い匂いでも嗅ぎ続ければ嫌な臭いに変わる。日ごろ慣れ親しんでいるにおいに少しでも違った臭いを感じると、異臭と感じる。また、微量でも異臭を感じる人、感じない人がいるため個人差が大きい。そのため、異臭の特定を難しいものとしているのも事実である。

また、異臭と感じる大きな理由は、それによって、自分の身に降りかかる生命の危険を回避することに起因していると考えられる。焦げた臭いがすれば「火事ではないか？」、あるいはカビ臭、腐敗臭がすれば「食べものが腐っているのではないか？」など、においで状況を判断することで、身の危険を早くに察知することができる。さらには化学薬品、農薬など、今まで人間が経験したことがない作られた臭いに関しては、非常に敏感に反応する。そういった意味で、異臭は不快なにおいだからこそ、その存在意義があるとも言える（**表 3.2**）。

話は少しそれてしまうが、以前異臭に関し、次のような依頼があった。

「安売りで買ったウエットティッシュから、バターや甘いヨーグルトのような匂いがするのですが、安物だからでしょうか？」との相談であった。

匂いを嗅ぐと、正常品で感じられるアルコールの匂いとともに、バターやバタースコッチ（バターと砂糖も混ぜて加熱したお菓子類）あるいは甘いヨーグルトの匂いが確かに感じられた。

バターやヨーグルトのような甘い匂いと感じるものとしては、アセトインやジアセチルといった物質がよく知られている。2つの構造は**図 3.5**に示し

表3.2　異臭とは？

・人が不快と感じる臭い（ただし個人差あり）	
・基本的に、危険を回避する予知機能	
◇焦げ臭	→ 火事
◇硫化水素等の硫黄臭	→ 火山、腐敗
◇カビ臭	→ 腐敗
◇腐敗臭（吉草酸、酪酸）	→ 腐敗
◇ケミカル臭	→ 毒物や農薬の混入

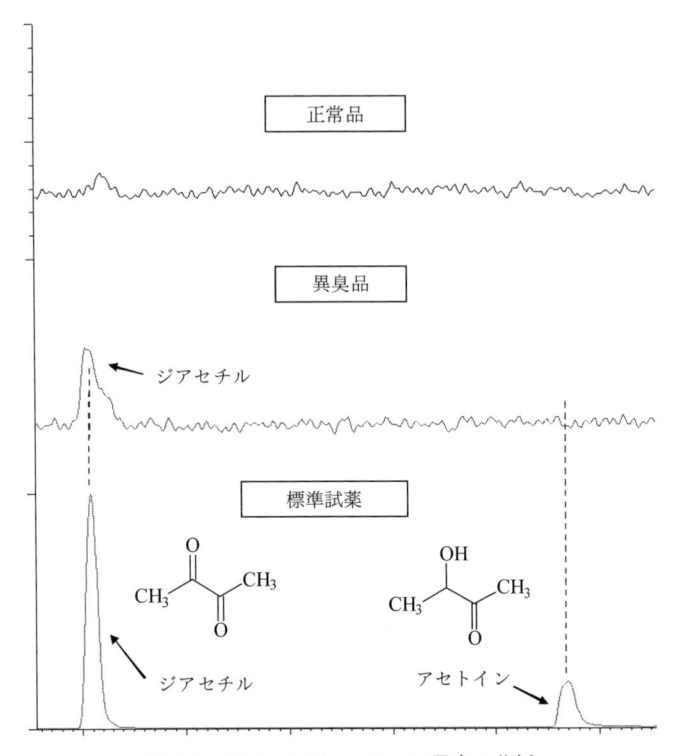

図3.5　ウエットティッシュの異臭の分析

たように、よく似ている。アセトインのほうが酸っぱく感じ、ジアセチルは焦げたような甘い匂いを感じる。天然にも広く存在しており、香料としても乳製品を主体に幅広く用いられている。

　分析の結果、図3.5に示したように、異臭品にのみジアセチルが微量検出された。アセトインは検出されなかった。このことから、ウエットティッシュから感じられたバタースコッチのような甘い匂いの原因物質は、ジアセチルであることが判明した。

　ジアセチルの閾値はppbオーダーと低く、極微量存在しただけで甘いバター様臭がする。ジアセチルは、酵母や乳酸菌によって生成することが知られているので、今回分析したウエットティッシュにそのような菌などがいるか調査した。その結果、一般細菌をはじめ酵母や乳酸菌は検出されなかった

ので、製造後、一時的に酵母か乳酸菌等が繁殖し、その後死滅した可能性が高いと考えられた。菌は検出されなかったものの、匂いだけは残っていたのである。

アセトインやジアセチルともに、あるべきところに存在していれば良い匂いなのである。良い匂いであっても、思わぬところで遭遇したのでは、決して良い匂いとは感じられず、むしろ異臭と感じてしてしまうのである。このウエットティッシュの例はそのことを教えてくれている。

＊教訓 7 「良い匂いも時（体感する時間）と場所（思わぬ所）によっては異臭となる」

臭いがするということは、臭いの原因物質が必ず存在し、また、その臭い原因物質が生成した原因も必ずある。ただし、異臭分析者としての悩みは、異臭原因物質はわかったものの、その発生原因が判明しなかったときである。

3.3 異臭と安全性[15]について

異臭がするものは何でも危険なものなのか？―といえば、決してそうではない。消毒臭として紹介してきたフェノールやクレゾールは、燻煙の成分に含まれており、ハムやソーセージなどの燻製類には必ず入っている。だから燻製は危険な食べ物か？―といえばそうではない。つまり、その中に含まれている量が問題なのである。

異臭分析の依頼があった場合、異臭物質を同定して依頼者に報告するが、そのとき必ず聞かれることがある。「検出された物質はどの程度の量で、それは人が嗅いでも口にしても大丈夫なのですか？ 安全なのですか？」と。2008 年に起きた中国製冷凍餃子事件以降、安全性（毒性）についての関心が非常に高くなってきているが、当然のことである。

含まれていた化学物質の量については定量分析をすれば判明するが、では、その安全性についてはどのようにして確かめたらよいのであろうか？

3.3.1 安全性の評価手順

異臭分析で同定される物質の量は、その多くが ppb あるいは ppt のオーダーである。%オーダーで検出されたことは今までほとんど経験がない。し

```
┌─────────────────────────────────────┐
│ ①  異臭品で同定した異臭物質の名称と    │
│    その量を調べる。                  │
│              ▼                      │
│ ②  同定した異臭物質で世の中に公表され │
│    ている毒性データ(TDI、ADI、NOAEL  │
│    など)を調べる。                   │
│              ▼                      │
│ ③  ①と②の数値を比較して安全性を推定  │
│    する。                           │
└─────────────────────────────────────┘
```

図 3.6　安全性の評価手順

たがって、非常に微量であれば心配ないレベルであることが多い。筆者たちもその物質の安全性について調査し、報告してきているが、どのようにしてその安全性を調べればよいのかをここで紹介しておく。安全性について調べる必要が出てきたときには参考にしてほしい。簡単な手順を**図 3.6** に示した。

第一に、検出され、同定された異臭物質名とその量は必ず知っておかなければならない。次に、これを評価するデータを入手する必要がある。そのために、まず以下のデータが必要となる。

● 耐容一日摂取量

耐容一日摂取量（TDI：Tolerable Daily Intake）と呼ばれる値がある。この値は「人間が生涯にわたり毎日摂取しても健康上何ら有害な影響が認められないと考えられる化学物質の一日あたり、体重 1 kg あたりの摂取量（通常 mg/kg/day）」である。これと同じ意味で、許容一日摂取量（ADI：Acceptable Daily Intake）と呼ばれている場合もある。

化学物質の毒性を調べるにあたり、人間が直接それを意図して飲んだり、皮膚につけたりなどして確認することはできない。そのため、一般には実験動物を用い、さまざまな毒性試験を実施し毒性データを求めている。それらの試験から「無毒性の量」を決め、「不確実係数」で割ったものが、耐容一日摂取量あるいは許容一日摂取量の値となっている。残留農薬の規制値は、基本的にこのような方法で量が決められている。

例えば、同定された異臭物質の耐容一日摂取量を調べたところ、50 mg/kg/day という値であったとする。60 kg の成人では一日 3 g（＝50 mg/kg×60 kg）が耐容一日摂取量となる。検出された異臭物質の濃度はすでにわかっているので、異臭品を何グラム口にすれば、求めた耐容一日摂取量 3 g を超えるかわかることになる。これによって、同定された異臭物質の安全性評価ができる。

ただし、耐容一日摂取量や許容一日摂取量がどのような化学物質についても数値が出されているのか、というと残念ながらそうではない。耐容一日摂取量あるいは許容一日摂取量のデータがある化学物質のほうが少ないと思ったほうがよさそうである。世の中でよく知られている物質、あるいは過去に重大な事故などを起こした物質、あるいはその可能性がある物質、つまりリスクが非常に広範囲にわたり、甚大な被害を及ぼすと思われる物質については入手可能である。

● **無毒性量**

では、耐容一日摂取量や許容一日摂取量のデータがない化学物質についてはどうすればよいのであろうか。この場合は、無毒性量（NOAEL：No Observed Adverse Effect Level）と呼ばれている値を入手する必要がある。これは動物試験で求められた、「この量以下では一生涯、毎日摂取しても病気などの悪い影響が認められない量」のことである。実は耐容一日摂取量算出時に使用した「無毒性の量」が、この値となる。そこで、無毒性量から耐容一日摂取量と同様な値を求める必要があるが、そのためには「不確実係数」というものを推定しなければならない。

不確実係数とは、「各種のデータには不確実な要素が含まれているので、リスクを過小評価しないように安全側に評価しようとする係数」のことであり、次のようにして求められている。一般に毒性試験では、動物試験をして得られたデータを使用しているので、人と動物の違いで 10 倍、また人の個人差（男女、成人、子供など）で 10 倍、これを掛け合わせた 100 倍の不確実性があるとしている。つまり、動物試験で得られたデータにさらに 100 倍の安全性を見込んだ数値で、この値を初期の値としている。

この初期値に、さらに得られた動物試験の期間による不確実性、実施した

試験の種類などによる修正を考慮し、実際の不確実係数は決められている。しかし、これらの値は国際的に決められているのではなく、国や評価機関の専門家が妥当と思われる値を選択しているのが現状である。

では、自分たちで安全性を評価するにはどのように考えればよいかというと、できるだけ無毒性量を算出した動物試験の情報を探し、動物試験の期間による不確実性などを考慮すべきと考える。しかし、それらの情報がなければ、不確実係数として100を用い、耐容一日摂取量を求めるしかない。

また、無毒性量が入手できない場合は、最小毒性量（LOAEL：Lowest Observed Adverse Effect Level）を入手することである。この値は「毒性試験において有害な影響が認められた最低の摂取量」を表しているので、この値がわかれば、これを10倍して無毒性量とすることができる。

しかしながら、同定した異臭物質の耐容一日摂取量、無毒性量、最小毒性量などのデータをどうしても入手できない場合がある。依頼者に「安全性についてはまったくわかりません」と回答することは簡単である。しかし、依頼者としても手掛かりがまったくなければ、何も対応がとれないので、何かしらの指標を示してほしいと要望される場合も多い。このような場合は、比較的入手しやすい急性経口毒性試験の値を参考にし、この値と不確実性係数を想定して摂取量を推測している。そして、あくまでも参考値であることを了承していただいたうえで数値を示している。

3.4　身近な異臭物質を感じてみよう

我々が生活している中で、異臭となるものにはどのようなものがあるか、意識したことがあるだろうか？　身近なところではトイレの臭い、体臭などはよく気がつくかもしれない。意外に、身の回りには異臭の原因となる臭いが数多くある。図3.7に身近な異臭の発生源と、その臭いのイメージを示した。

図を見ると、それだけでにおいをイメージする（感じる）ことができると思う。実はにおい（嗅覚）と映像（視覚）は密接に関連している。

少し話が脇道にそれるが、「メタクッキー」[16]という面白いシステムがある。このシステムは、特殊なゴーグル装置で動く。外界を写すカメラとその

3. 何が異臭なのか？

化学薬品のような臭いといったら

①漂白剤（消毒のような臭い・塩素のような臭い）
②防虫剤（防虫剤の臭い・洋服タンスの中の臭い） 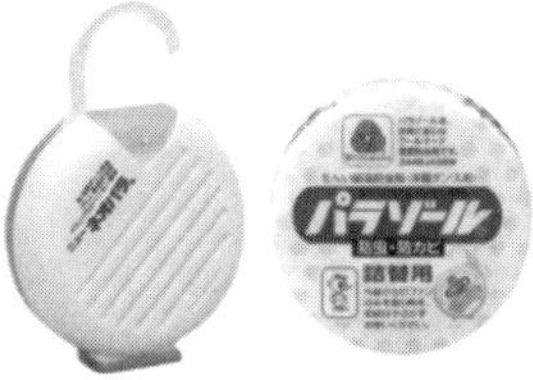
③農薬（農薬のような臭い）

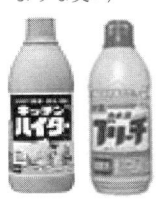

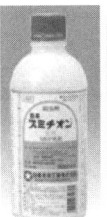

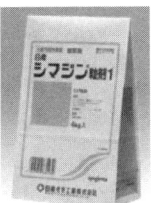

④石油（灯油のような臭い・ガソリンの臭い・ペンキの臭い）

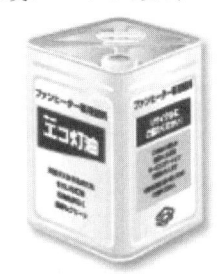

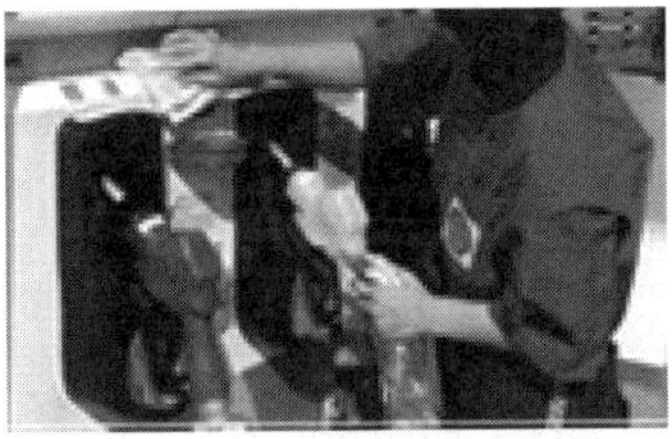

カビのような臭いといったら

⑤墨汁（カビのような臭い・樟脳のような臭い）
⑥押入れ（カビのような臭い）

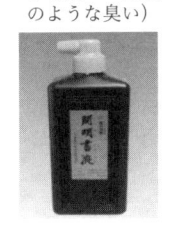

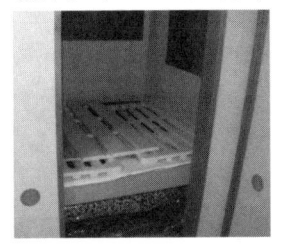

⑦靴下（酸っぱいような臭い・チーズのような臭い・蒸れた足の裏の臭い）

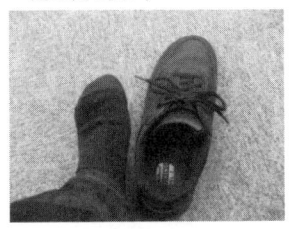

腐敗しているような臭いといったら

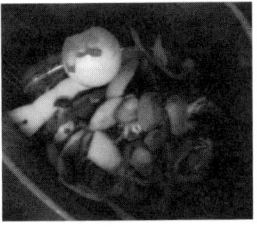

⑧生ごみ（生ごみ箱の臭い）
⑨糞便（腐ったような臭い・糞便のような臭い） 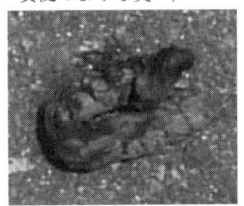
⑩下水（台所の排水口の臭い・どぶ川のような臭い）

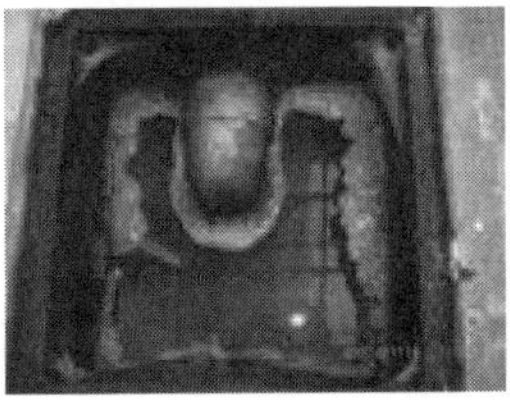

図 3.7　身の回りの異臭の原因となるもの　　（次頁につづく）

居住空間でよく感じる臭いといったら

⑪パソコン、コピー機（樹脂の臭い・樹脂が焦げたような臭い）

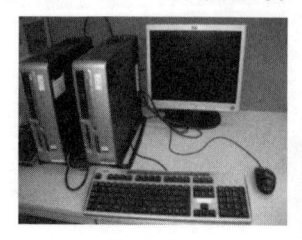

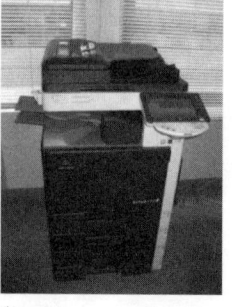

⑫基板（化学薬品の臭い・焦げた樹脂のような臭い）

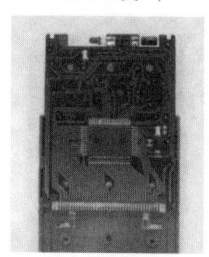

⑬コンクリート（セメントの臭い・埃っぽい臭い）

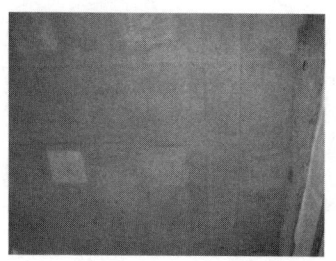

⑭カーペット（獣のような臭い・金属のような臭い・接着剤の臭い）

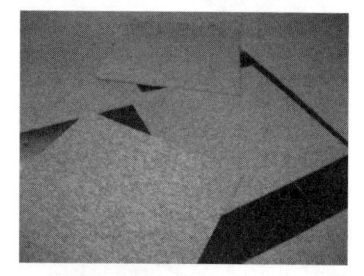

食品関係でよく感じる臭いといったら

⑮ゴム（輪ゴムのような臭い・タイヤの臭い）

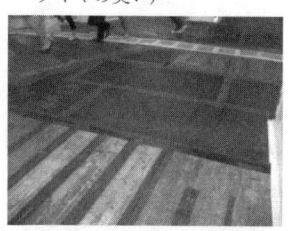

⑯正露丸（薬品の臭い）

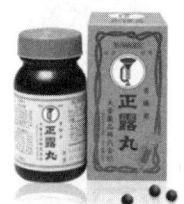

⑰スルメ（スルメ、干物の臭い）

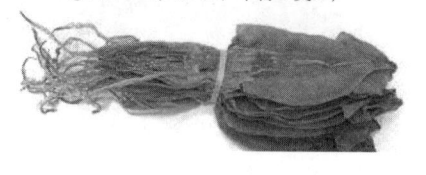

⑱段ボール（紙の臭い）

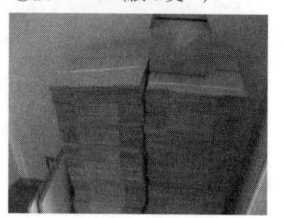

3. 何が異臭なのか？

カメラで撮った映像に別な画像を貼り付ける機能と、さらに匂いを付加する機能をもっている。このゴーグルをした人が、印のついたプレーンなクッキーを持つと、ゴーグルのカメラが印を捕らえ、印に即した画像が手に持ったクッキーの映像に貼り付けられ、その画像に関連した香りが提示される。この状態でクッキーを食べてもらう。例えばチョコレートの映像とチョコレートの香りを提示し、プレーンクッキーを食べてもらうのである。その結果、10人中8人はプレーンなクッキーをチョコレートクッキーに感じるという。これは、視覚と嗅覚の情報を重ね合わせることによって味覚が変わるという点で、興味深い結果である。このことから、臭いを覚えるときに、関連する画像や映像などの視覚を併せて活用すると有効ではないかと考えられている。

　身近なものの臭いの話題を紹介したい。
　ある依頼者から、「この段ボール箱の臭いが気になるのですが、問題ありませんか？　木でできたオモチャでも似たような臭いを感じたことがあるのですが」という提示があり、さっそく臭いを嗅いでみた。感じられたのは、ヨーグルトやチーズ等の酸臭で、異臭原因物質としては、酪酸やイソ吉草酸などが推定された。図3.8 に示したように、箱の内側だけが臭っていた。
　臭っている内側を分析すると、プロピオン酸、酪酸が検出された。特に臭いの強い酪酸は、チーズや銀杏の臭いとして有名である。異臭のない段ボール箱の臭いを数名の人に嗅いでもらった。すると、すべての人が「段ボール箱の紙の匂い」と答えた。また、この異臭のする段ボール箱を同じ人たちに嗅いでもらったところ、次のようなコメントが返ってきた。

・新品のカラーボックスや組立家具のにおい
・合板のにおい
・新築の家やマンションのクローゼットのにおい
・安物の割り箸のにおい
・輸入木材のにおい
・紙粘土のにおい
・図工室のにおい

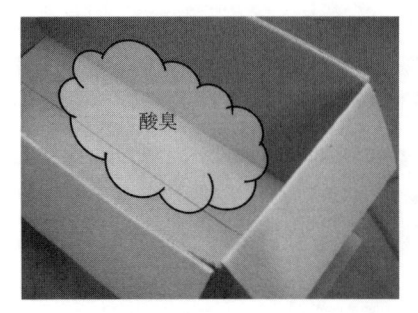

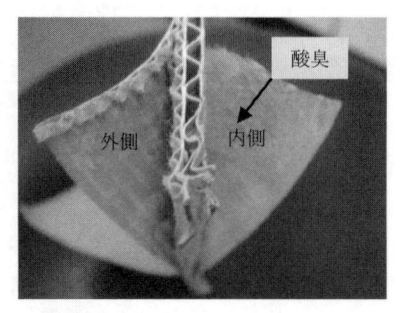

図3.8　段ボール箱の異臭

・木工用ボンドのにおい

このように、酪酸臭がする段ボールの臭いはいろいろな言葉で表現された。

　紙の匂い＋酪酸臭で、人によってこんなに感じ方が違うものかと驚いた。たしかに「新しい木製家具等のにおい」と言われればそうかもしれないし、あるいは「安物の割り箸」のにおいに近いかもしれない。極微量の物質でも、こんなにバラエティーに富んだ印象を与えるのである。

　一方で、人の嗅覚は案外頼りになるな、とも思った。回答してくれた人たちにとって紙や木の匂い＋酪酸臭が、視角から入った情報とセットになって過去の記憶が引き出されたのである。

　別な見方をすると、人の嗅覚に刺激を与えて、香りの想像力を高めているのは、良い香りだけではない。極微量の異臭物質も、重要な役割を果たしていると考えられないであろうか。桜の花より早く、春を告げる花に沈丁花があるが、その香りの成分の中に、スカンクの最後っ屁で有名なインドールやスカトールが含まれていると知ったら驚く人がいるかもしれない。また、香水を調合する際、深みや重厚さを加えるために、異臭と考えられている香りを微量添加しているとも聞く。

3.5　フレーバーホイールと臭いテーブル

　異臭分析をしていてよく困ることがある。それは、依頼者からの第一情報として、異臭品からどのような臭いがしたのかヒアリングする場合である。大概は、感じ取ったにおいを言葉に表現することに慣れていないため、非常

3. 何が異臭なのか？

ビールフレーバーホイール
（http://www.tableandvine.com/the_beer_flavor_wheel.html より）

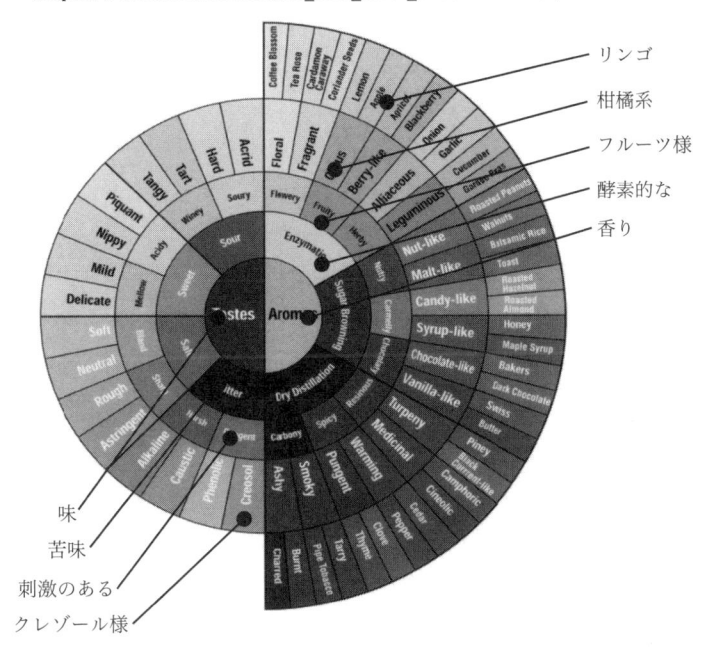

- リンゴ
- 柑橘系
- フルーツ様
- 酵素的な
- 香り

- 味
- 苦味
- 刺激のある
- クレゾール様

コーヒーフレーバーホイール
（http://www.drinkvendingmachines.net/2008/11/coffee-flavour-taste-wheels.html より）

ワインフレーバーホイール
（http://www.fantastic-flavour.com/wine より）

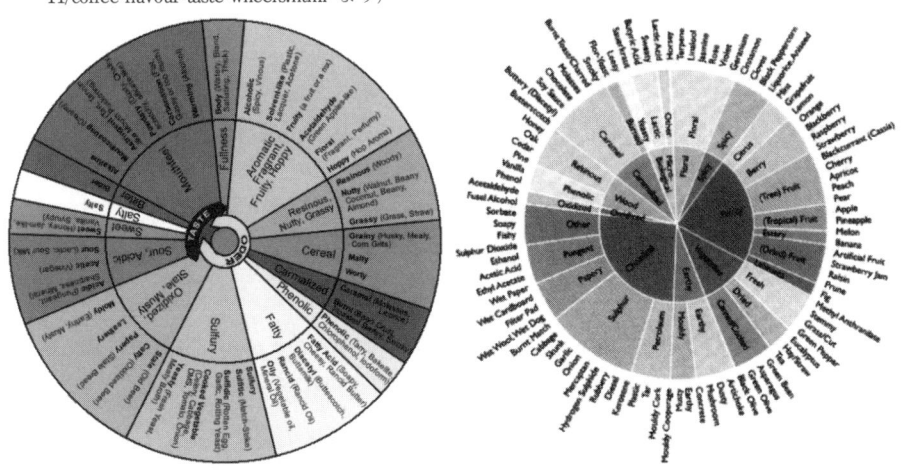

図 3.9　フレーバーホイール

に曖昧な表現だったり、大雑把な表現であることが多い。分析者にとっては、直接物質名に近い形で表現してもらえれば大助かりなのだが。たとえば「炭素数3から6のアルデヒド類に近い」などのように……。

依頼者と分析者がターゲットとしている臭いを共有することは重要である。依頼者が異臭と感じている臭いを、分析者も同様に感じていないと、曖昧な言葉の表現によって分析者が目的の異臭を誤解し、取り逃がしてしまうおそれもある。

一部の業界では、製品の品質を評価するのに「フレーバーホイール」が使用されている。たとえばビール、ワイン、日本酒、コーヒー、チョコレート、飲料水などで、味やにおいを定義された共通の言葉で表現したものである（**図 3.9**）。

このホイールでは内側の円に一般的な言葉、その中円に訓練された専門家が使用する標準的な言葉を配している。場合によっては、その外周に原因物質などが記載されているものもある。これを用いることにより、評価する人間が共通の言葉で匂いや味が表現でき、曖昧さが排除できるので、的確に匂いを評価する手段として利用されている。

筆者も、依頼者と分析者のスムーズなコミュニケーションのために、具体的かつ明確な言葉の定義が必要であると、常日頃感じている。フレーバーホイールは、ある商品、あるいは物に対する香りや味の特徴を表現するために作られているが、異臭の分析にもこれが活用できるのではないかと考えている。ただし異臭分析においては、対象物が多種多様である。この考えにもとづき提案したいのが、筆者たちが実施した異臭分析の実績からまとめた「臭いテーブル」というものである（**表 3.3**）。

異臭分析の問い合わせをしてくる依頼者とのやりとりは、通常以下のような様子である。

　　依頼者「正常品と比べると、異臭品は何か化学薬品のような臭いがするのですが」
　　分析者「化学薬品といってもたくさんあるのですが、どのような臭いに感じられますか？」

3. 何が異臭なのか？

表 3.3 臭いテーブル

臭いの表現		異臭物質	身近な例
土臭い		ジオスミン	どぶ、下水溝
		2,3-ジメチルピラジン	ゴボウ、落花生
化学薬品のような	消毒臭（カルキ臭）	2,4-ジクロロフェノール	漂白剤
	消毒臭（カルキ臭）	2,6-ジクロロフェノール	漂白剤
	消毒臭（カルキ臭）	2,4-ジブロモフェノール	新品のコピー機、パソコン
	消毒臭（カルキ臭）	2,6-ジブロモフェノール	新品のコピー機、パソコン
	消毒臭	o-クレゾール	クレゾール石鹸、燻製、焦げ
	消毒臭	グアヤコール	正露丸
	樹脂臭	フェノール	安物のプラスチック味噌汁椀、燻製、焦げ
		アセトフェノン	花香、フローラル
		ベンズアルデヒド	杏仁豆腐、桜の葉
	ビタミン臭	ビス（2-メチル-3-フリル）ジサルファイド	ビタミン錠剤
	防虫剤臭	ナフタリン	ナフタレン
カビのような		2,4,6-トリクロロアニソール	湿った物置、押入れ
		2,4,6-トリブロモアニソール	湿った物置、押入れ
		2-メチルイソボルネオール	墨汁、樟脳、目薬
		ジオスミン	下水管、土、泥
腐ったような		m,p-クレゾール	燻製、焦げ
	酸臭	酪酸	チーズ
	酸臭	吉草酸	むれた靴の中、靴下
	酸臭	カプロン酸	人の汗のようなにおい
	糞便臭	スカトール	糞
	糞便臭	インドール	糞
生臭いような	魚臭	トリメチルアミン	魚、スルメ
	獣臭	エチルフェノール	ペットのにおい
焦げたような		ソトロン	カレーのにおい、カラメルのにおい、砂糖が焦げたにおい

依頼者「そうですね…どちらかというと消毒臭いですね」

　この例で「臭いテーブル」を活用してみると、依頼者からの「化学薬品のような臭い」および「消毒臭い」という言葉から、候補が6個に絞られる。「臭いの表現」の列にある「化学薬品のような」＋「消毒臭」を見てほしい。そこから異臭物質として、クロロフェノール類、ブロモフェノール類、クレゾール類、グアヤコール類が引き出されてくる。通常のフレーバーホイールでは、化学薬品のような臭いで、消毒臭という段階で終わりである。一方「臭いテーブル」では、原因物質まである程度推測することが可能である。
　さらに特徴的なのは、「身近な例」を示したことである。同じ「消毒臭」といっても、ジクロロフェノールとジブロモフェノールでは臭いの質が違う。ジクロロフェノールは漂白剤を嗅いだときに感じる塩素臭、あるいはカルキ臭で、ジブロモフェノールは漂白剤というよりむしろコピー機、パソコンの高温部分から発する臭いである。
　このように、身近な例の記載は、異臭原因物質がより明確になる利点がある。依頼者から「化学薬品のような臭いで消毒臭いけれど、漂白剤のような臭いがする」という情報をもらえば、「ジクロロフェノールの可能性が大」と推定でき、その後の分析が非常にスピードアップすることは間違いない。
　異臭クレームに苦慮されている方は、今までの異臭クレーム事例から、自分たちにあった最適な「臭いテーブル」を作ってみてはいかがであろうか。分析するまでもなく対応できる可能性がある。

　次に、上記のようなコミュニケーション手段とは別なツールを紹介したい。異臭といえば食品、飲料水業界で発生するものと思われるかもしれないが、実はかなり広範囲な業界で問題となっている。実際、筆者たちが依頼を受けた異臭分析、官能評価のなかで、その原因として物流、保管によると思われる案件が多いという事実がある。
　紹介するのは、物流分野で国内はもちろん海外にも広く事業を展開している会社の例である。貨物自動車輸送、鉄道利用輸送、海上輸送、航空機利用輸送、倉庫業など多種の輸送媒体を用いている総合的な物流会社である。こ

の会社は、業務の中の1つである鉄道コンテナ輸送で、数年前から食品貨物等に異臭が付着する事故が数件発生するという経験をしてきており、筆者たちは異臭の原因究明で分析の依頼を受け、実施してきた。

その後、この会社は本格的に異臭の予防対策に乗り出すことになり、会社独自の予防対策にあわせて、オリジナルの「異臭体験キット」ができないかと筆者たちに相談があった。「今までの事故で発生した異臭がどのような臭いなのか、現場では体験したことがない」という声に応え、各事業所で働いている作業者に臭いを覚えてもらい、臭いを共有化することで事故の再発を防止したいという理由からであった。そこで、オリジナルの「異臭体験キット」を150セット準備し、利用していただくことになった。その「異臭体験キット」を図3.10に示す。このキットの中には、今までの異臭事故の頻度が高かった4種類の臭いが、サンプル瓶に収められている。このキットで、事故原因となる異臭が負担なく気軽に体験できるのである。

物流業界ではいち早くこの会社が異臭問題に取り組んだのであるが、「異臭体験キット」を活用した予防対策は、日本はもとより世界でも例がないの

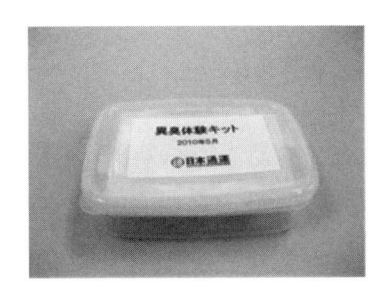

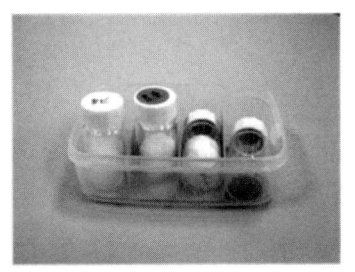

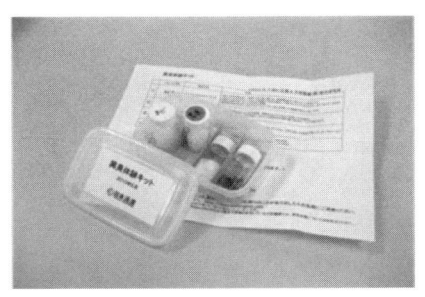

図3.10　異臭体験キット

ではないかと思う。このような先進的な取り組みは、単に荷物を期限内に運ぶという業務だけでなく、荷物を臭いから守るという新たな角度からのアプローチという点で、大きな意味をもつと考えられる。このようなきめ細かい取り組みが、信頼を勝ち得ることに結びつくのではないだろうか。
　この会社は日本通運（株）である。会社の取り組みの一端が下記のサイトに掲載されているので、興味のある方はアクセスしてみていただきたい。
　（http://www.analyzejnet.com/nioikobo/jitsurei.htm）

　筆者たちは、前述の「臭いテーブル」を提案したが、このテーブルと、それに対応した臭いのサンプルがあれば、非常に有効なツールとなり、いろいろな業界の異臭対策に適用できると考えられる。人の鼻をにおいセンサーとして活用するのでコストがかからず、さまざまな場面で利用できるのではないかと密かに考えている。読者の皆様のご意見を伺いたいところである。

4. 異臭発生に影響を及ぼす要因

これまで、においおよび異臭の基礎的な性質について述べてきた。この章では、異臭はどこで発生しているのか？ また、それらはどのようにして見つければよいのか？ さらには、実際の現場の状況はどうなのか？——これらについて考えてみたい。

4.1 サプライチェーンと異臭

筆者たちは、2000年より異臭の受託分析を実施してきており、この間700件以上のにおいに関する分析、評価をしてきた。特に異臭の分析では、異臭の原因物質がどのようなものであるかを特定することが主たる作業となる。これがわからなければ、どこに原因があるのか、さらにその対策はどのようにすればよいのか対応ができない。これまで数件を除き、ほとんどの原因物質を同定してきた。依頼者から必ず問われることは「異臭はどこで発生したのか？」である。

依頼者の中には、異臭に関係がありそうなサンプルを闇雲に送ってきて、分析してほしいという方もいる。早く原因を究明したいという気持ちはよくわかるが、臭いがするということは、臭いの原因物質が必ず存在し、そのにおい物質が生成した原因も必ずある。原因を究明するためには、分析して得られた結果を冷静に解析する必要がある。そして、考えられる仮説をたて、それを検証していく以外に方法はない。したがって、どのような所に異臭が発生するリスクがあるかを、日頃から考えておくことが重要である。

その手がかりとして、サプライチェーンを考慮すると有効なことがある。サプライチェーンとは、供給者から消費者までを結ぶ、調達・加工・製造・配送・販売の一連の業務の流れである。

食品業界を例にしたサプライチェーンを**図4.1**に示した。原料供給、包装材料供給、製造加工工場、物流、そして消費者までの流れである。このように、たくさんのルートを経由して製品が消費者の手に届くことがわかる。

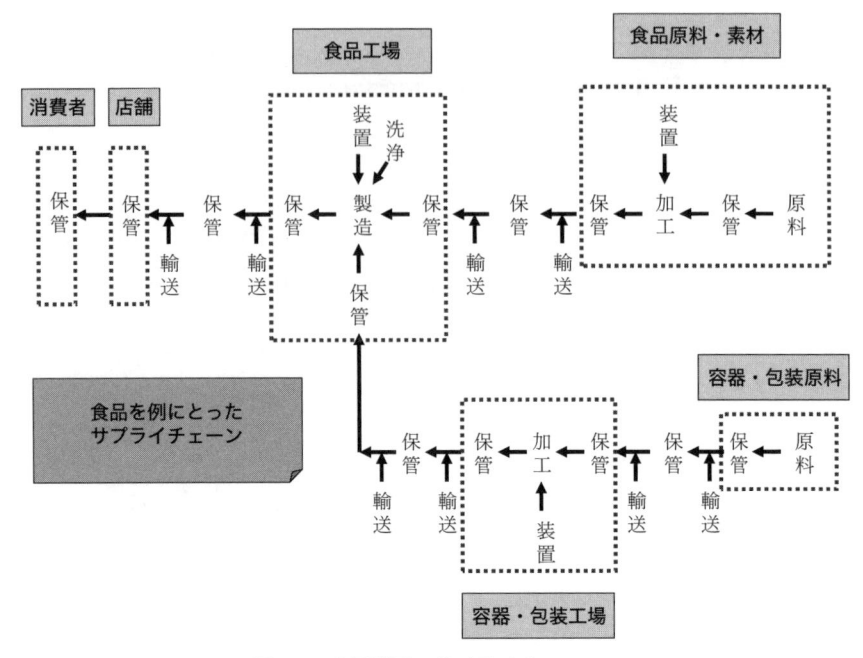

図 4.1　食品業界のサプライチェーン

　図 4.1 を見ておわかりになるかと思うが、保管と輸送が非常に多いことが特徴的である。製造業では避けて通れないものである。異臭を考える上においても、この点が重要なポイントになると言えよう。その主たる理由は、この、サプライチェーンのルートを自社のみでコントロールすることが難しいからである。このことについては、6 章であらためて考えてみたいと思う。

4.2　発生箇所における注意すべきポイント

　ここでは、さまざまな工程で異臭原因となるものについて具体的に示したい。

　図 4.2 には、いろいろな包装パッケージを示した。

　現在、世の中ではあらゆるものが包装されて私たちの手に届けられており、消費の多様化、流通の発達に伴い多種多様な包装形態が出てきている。食品関係の包装では、缶、プラスチック、ビン、紙と、さまざまな素材が使用さ

4. 異臭発生に影響を及ぼす要因

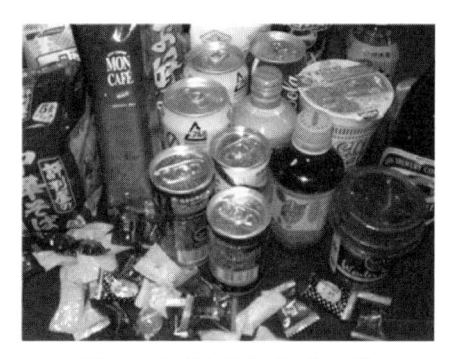

図 4.2　いろいろなパッケージ

れている。一見すると、包装がきちんとされているから臭いに対しては大丈夫だろう、と考えがちである。しかし、決して万全ではないことを覚えておいてほしい。もちろん、品質保持、あるいはにおいの観点からそれなりに十分考慮されている包装も、あることはあるが…。

＊教訓 8　「包装を過信してはいけない」

異臭発生の原因となる要因について、食品・飲料製造を例にとって見てい

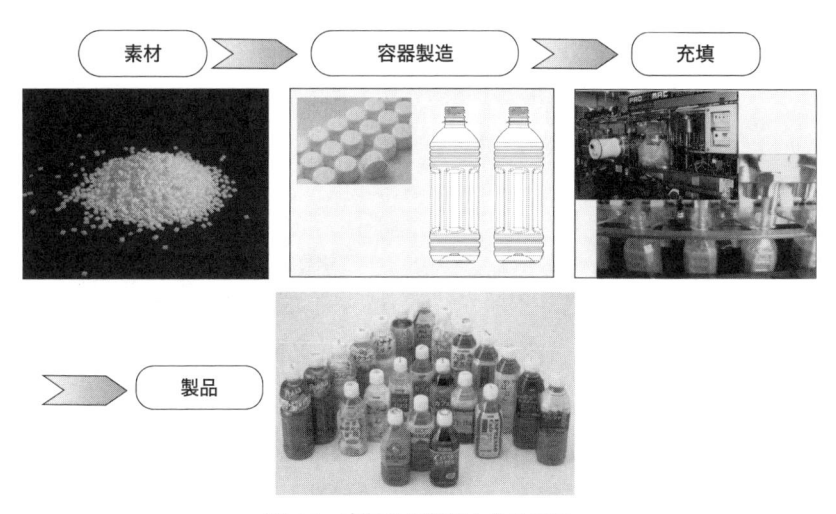

素材　＞　容器製造　＞　充填

＞　製品

図 4.3　素材から製品となるまで

くことにする。図4.3に、素材から容器が作られ、それに中身が充填され製品となっていく飲料の例を示した。

近年、盛んに使われている容器の1つにペットボトルがある。この容器は、2つの方法で供給されている。1つは、自社で素材となるペット樹脂を購入し、自社製造工程内で容器を製造し、すぐ充填して製品を作るケース。もう1つは、容器は外部から購入し、自社内で充填して製品を作るケースである。異臭発生の観点からみると、注意すべきポイントはこれら2つのケースでは異なってくる。前者は、特にペット樹脂そのものの管理が重要であり、後者の場合は、購入する容器の輸送、保管の管理に重点が置かれることになる。

4.2.1 異臭原因となるもの 〜包装資材〜

まず、包装資材で臭気に影響を与える要因を図4.4に示した。

今までの異臭分析の経験から、特に残留モノマーや非常に微量な不純物、添加物としての滑剤、酸化防止剤などが異臭の原因物質として検出されている。例えば、ポリエチレン樹脂はポリエチレンだけで作られているわけではなく、いろいろな添加剤が使われている。

また、最近のグローバル経済の流れで、包装容器資材を海外で調達したり、さらには海外で加工した成型品が輸入されるケースが数多くある。これは食品用の包装容器だけに限らず、身の回りの多くのものが海外からの輸入品となっている。それらは、国内で調達されるものより、異臭が付着するリスクが高くなるというのは当然のことと言える。

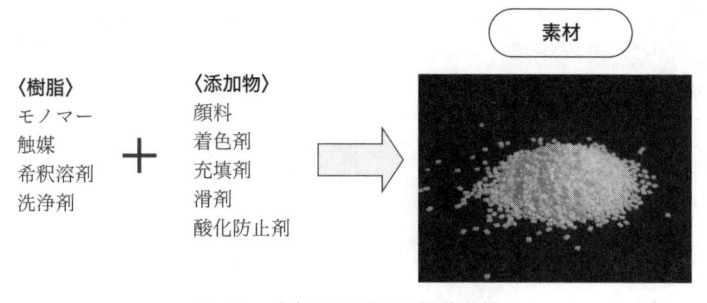

〈樹脂〉
モノマー
触媒
希釈溶剤
洗浄剤

＋

〈添加物〉
顔料
着色剤
充填剤
滑剤
酸化防止剤

⇒ 素材

図4.4 臭気に影響する包装資材

4. 異臭発生に影響を及ぼす要因

　ある食品容器を海外から輸入し、国内販売している会社から相談があった。市場へ出した容器に異臭クレームがあったという。主原料はポリプロピレン樹脂であった。分析すると、ポリプロピレン樹脂では絶対に使われない素材が検出された。原料のポリプロピレン樹脂ペレットに不純物として混入していたのか、あるいは容器成型時に成型機がきちんと洗浄されていなかったか。この2つが考えられたが、ポリプロピレン樹脂に何かの原因で不純物が混入した可能性が高いようであった。この会社は海外の工場に真相究明の要請をしたが、一向に対応してもらえず、結局は現地に赴き、直接聴き取り調査を実施したという。しかしながら一向に真相究明されることはなく、国内の顧客へ回答できずに苦慮していた。

　この事例でもわかるように、海外からの輸入品を扱っている場合、自社がどうしても管理できない部分が存在する。したがって、その部分を初めからリスクと考え、輸入前・輸入後の管理をいかに構築していくかが重要になる。臭いは誰にでもわかる、簡単で、しかも重要なシグナルである。何か変だと思ったらすぐ対応することである。自分たちに自信がなければ、第三者に力を借りることも大切であろう。この程度の臭いは大丈夫であろうという油断が、その後のリスクを大きくしてしまう。

　　＊教訓9　「海外輸入品には注意をおこたらず。誰もができるチェック
　　　　　　体制と早めの対応」

4.2.2　異臭原因となるもの　〜包装資材の加工〜

　次は、素材の加工についてである。ここにおいても、臭気に影響を与える要因がいろいろある（図4.5）。

　この工程では、特に印刷用のインキや塗料、包装資材印刷後の乾燥、シール条件、コロナ処理などに注意を払う必要がある。コロナ処理というのは、ポリオレフィン系のフィルムに高電圧をかけて放電させ、フィルム面を酸化させたり、凹凸をつけるものである。これにより、印刷やラミネート加工が容易にできるようになる。このコロナ処理や加熱シールをする際、樹脂が酸化臭を発することがあり、これが異臭の原因となる場合が多い。

　また、フィルムの表面にはさまざまな印刷が行われる。このとき、有機溶

```
  素材   →   加工   →   容器製造
```

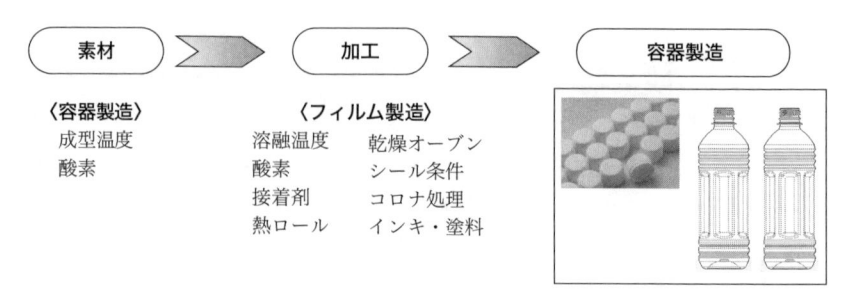

〈容器製造〉　〈フィルム製造〉
　成型温度　　溶融温度　　乾燥オーブン
　酸素　　　　酸素　　　　シール条件
　　　　　　　接着剤　　　コロナ処理
　　　　　　　熱ロール　　インキ・塗料

図 4.5　包装資材の加工工程で臭気に影響を与えるもの

剤で溶解したインキや塗料が使用されるが、乾燥工程の風量、温度が不十分な場合、使用した溶剤がフィルムに残留し、異臭の原因となることがある。

　海外から輸入した食材の例では、食材を調理して食べたところ、溶剤あるいはペンキのような臭いがしたというクレームがあった。調べてみたところ、官能評価結果で塗料の臭いがしており、分析の結果でも溶剤の成分が検出された。その食材が包装されていたポリエチレンのパッケージを調査してみると、パッケージの表に印刷されていたインキの臭いが残っていた。さらに、パッケージの裏面、つまり食材に直接触れる面からも表のインキの臭いがしていた。おそらく、パッケージ印刷後の乾燥が不十分な状態で食材が包装されたためと推測される。
　また食品の事例ではないが、化粧品のパッケージの、プラスチックの外箱からカレーのような臭いがするというクレームがあり、異臭分析の相談を受けた。分析すると、ソトロンという物質が検出された。そこで、メーカーに製造工程を聞いてみたところ、外箱にはコロナ処理が行われているとのことであり、それが原因でクレームとなったのである。
　最近は、パッケージから思いもよらぬ臭いがすると、中身のにおいに関係なくクレームがつくことが多い。また、パッケージを開けたとき、あたかも中身から異臭がしたように錯覚し、中身から異臭がするというクレームがつく場合もある。いずれにしても、包装資材や加工についても注意が必要だということである。

4. 異臭発生に影響を及ぼす要因

4.2.3　異臭原因となるもの　〜製造工程〜

次に、製造工程で臭気に影響を与えるものを図4.6に示した。

製造工程での異臭事故は、洗浄、殺菌工程が原因となっていることが多い。特に殺菌剤の残存、洗浄状態の不良、設備のフレーバー成分の吸着（例えば配管パッキン、シール材）などに注意が必要である。製品クレームとして消毒臭がするというクレームは多いが、実は洗浄剤、殺菌剤の残留が原因である場合が多い。

食品工場ではこの洗浄工程は非常に大切で、しかも多大な労力がかかる工程となっている。特に飲料工場などでは、洗浄にかけている時間は製造時間の4〜5倍の時間にもなるという。これは、上述した洗浄剤、殺菌剤の残存をゼロにするためなのである。「洗浄する合間に製造をしている」とまで言う方もいる。

4.2.4　異臭原因となるもの　〜輸送・保管〜

輸送・保管は、臭気に大きく影響を与える数多くの要因がある（図4.7）。ここでは、特に移り香に注意が必要である。グローバル化の影響で、海外から、あるいは海外へ数多くの荷物が輸送されているが、特に食品系の荷物にとっては、異臭という大きなリスクがここに潜んでいる。

一般に、倉庫、コンテナではいろいろなものが保管、あるいは混載されている。例えば機械製品が保管されているところで運悪く潤滑油が床にこぼれ、油のシミがついた状態のところに、フレキシブルコンテナ（化学繊維で

容器製造 ▷ 洗浄・殺菌 ▷ 充填 ▷ 洗浄・殺菌

〈洗浄〉
洗浄水
乾燥雰囲気

〈殺菌〉
温度
殺菌剤
乾燥雰囲気

〈製品殺菌等〉
フレーバー成分の吸着
中味との反応

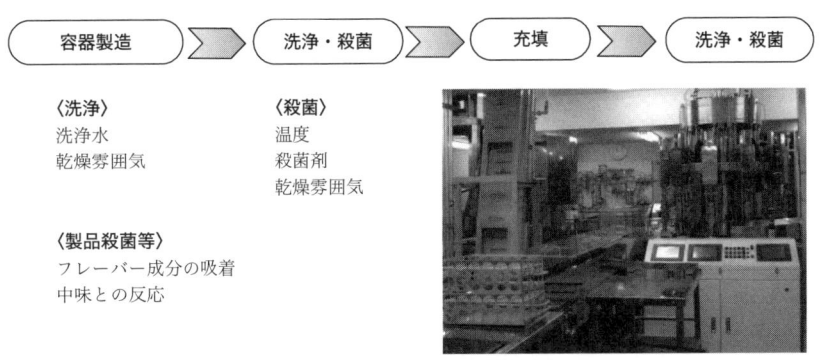

図4.6　製造工程で臭気に影響を与えるもの

〈対象〉
原料（ペレット等）
中間製品
　（容器やフィルム等）
製品原料
製品

〈場所・包装資材〉
倉庫
コンテナ
店舗（臭気、光）
各家庭
包装資材（ダンボール、シュリンク、木製パレット）

〈問題となる異臭〉
カビ臭・農薬臭・塩素臭・化粧品や香料、防虫剤臭

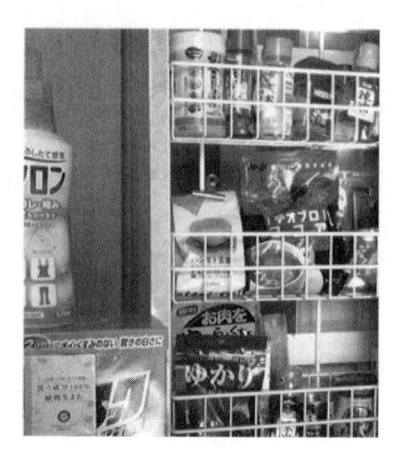

図 4.7　輸送や保管で臭気の原因となるもの

織られたシートで製作される、軽量で折りたたみが容易なバッグ）などに詰められた穀物が置かれたりすると、包装袋を通して穀物に潤滑油の臭いが移ってしまう。このようなケースは、実はかなり多くあるのではないかと思う。

　我々の異臭分析の実績からも、この輸送・保管時に起こったと思われる事例が数多くある。特に海外コンテナーで輸送される場合、閉鎖空間で高温多湿のところに長期間保管される。そのため、臭い移りのリスクが非常に高くなる。しかし、海外で荷を積むときや日本で荷おろしするとき、臭いに注意を払って作業されることはほとんどない。そのため、日本に着いた製品がそのままエンドユーザーに渡り、そこで初めて異臭問題が発覚することになる。そして、その原因究明に当たるときには、すでに当のコンテナーは日本にない、ということが一般的である。このような事例については、第6章の6.3節で紹介するので、是非参考としていただきたい。

　次に、2つの例を紹介する。1つは、宅配業会社の例である。

　お歳暮として届けた麺類が、洗剤の臭いがするというクレームを受けた。調査すると、会社の倉庫に洗剤と一緒に置かれていたようで、その洗剤の香料が化粧箱を通して麺に移ってしまったことが原因であった。

　また、ドラッグストアーやスーパーなどで、ポリエチレン袋に入った精米

が販売されている光景をよく見るが、その回りに置かれている洗剤などの香料が移ってしまうのではないかと気になってしまう。精米の入っているポリエチレンの袋には小さな穴が開いている。これは穴が開いていないと、精米の入った袋を重ねたとき袋内にある空気が抜けず、荷崩れを起こしてしまうからである。つまり、臭い移りについては何の防御もされていないことになる。紙袋に入っている精米についても同じである。消費者が精米を購入し、洗剤のにおいがするというクレームの責任が、精米業者にあるとなってしまってはあまりにも気の毒である。

　もう1つは、食品に使用されるナイロン製品を国内から海外へ輸出している会社の例である。製品が船便でコンテナーに混載されて海外メーカーに届けられたが、そのメーカーからカビ臭いとクレームがあったという。そこで、筆者たちに原因究明のための異臭分析の依頼があった。
　分析の結果、異臭はアニソール類と判明し、移り香の原因は混載したコンテナーではないかと推定された。そこで、コンテナーの行方を調査したが、当のコンテナーはすでに海外に行ってしまっていた。
　このようなリスクを回避するためには、自社の荷物は自社で守るという管理が必要なのではないかと強く感じる。この会社はこの事故以来、外部からの移り香を防止する素材で自社製品を二重に梱包して輸出するようにしたという。筆者たちもその梱包素材の臭いに対する評価を行ったところ、特に問題は見られなかった。現在では安心して輸出しているようである。

　図4.8に示したものは、食品と一緒に保管したり、あるいは混載したりすると、食品ににおいが移ってしまい大きな事故につながるかもしれないと考えられるものである。例えば木材などではカビ臭、電化製品や基板では、使用されている難燃剤から発生する樹脂臭、消毒臭が移り香の原因となる。
　食品の例ではないが、オーストラリアから日本に送った衣類などの身の回り品が入った荷物に関する異臭で、引越業者からの分析依頼があった。日本に届けられた荷物を確認すると、ひどい化学薬品臭がするという顧客からのクレームがあったという。分析の結果、梱包された段ボールおよび衣服から、

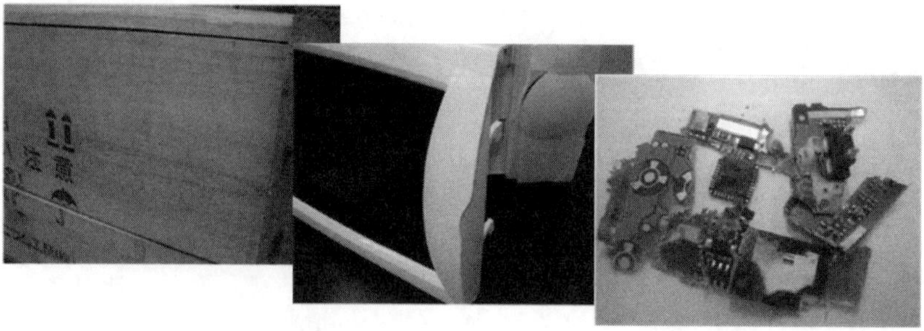

- 木材、紙
- 電気製品（樹脂、塗料、接着剤）
- 衣服（繊維、コーティング剤）
- おもちゃ（塗料、樹脂）
- ブラシ、カバンなどの装飾品（樹脂、素材、添加物）
- 機械類（潤滑油など）

図4.8　食品と一緒に保管・輸送しないほうがよいもの

スチレンモノマーが検出された。輸送コンテナーに、おそらくスチレン樹脂を使った製品などが混載されていたのではないかと推測された。しかし、コンテナーはすでに日本にはなく、コンテナーの過去の履歴も入手できず、原因は特定できなかった。

　このように、倉庫やコンテナーを使用する場合は、移り香に注意する。特に、船積みや倉庫に保管するものなどは梱包の状態が長期間にわたるため、注意が必要である。クレームの調査に関しては、その倉庫やコンテナーに過去にどのようなものが保管、輸送されていたか調査することも大切である。

5. 異臭の分析

　この章では、異臭分析をする上において、是非注意してほしい点を説明したい。異臭分析はたしかに難しい。さらには手間がかかる。森の中から目的の幼木を見つけるようなものである。しかし、4.1節でも述べたように、「臭いがするということは、臭い物質が必ず存在する」のである。そして、この「臭い」を逃さず、最後の最後まで追いつめることが分析のコツである。

5.1　分析の前に

　大切な点は、闇雲に機器分析に頼るのではなく、まずは分析に入る前の準備をしておくことである。プロの職人と素人との大きな違いは、事前準備にある。

　まず、自分の持っている道具をよく知ること。さらに、道具を最大限活用できるよう常に手入れをしておくこと。素人はこれが面倒なので、道具を手にするとすぐ使い出す。図5.1に分析前にしておくべきことをあげた。

　まずは異臭品と正常品を準備すること。正常品が必要な理由は、ものには必ずにおいがあり、正常品にも何かしらのにおいがあるからである。異臭品のにおいを嗅いだとき、その臭いのバックグラウンドには正常品のにおいがある。これを覚えておくことが、違いを見つけるために重要である。

- ■ 必ず良品サンプルを用意し、コントロールとする。
- ■ 依頼者と分析者が異臭を確認しあう。　⬅ 非常に大切！
- ■ 量は多めに用意する。
- ■ 一度に全量分析しない。
- ■ 石鹸臭等が付いていないアルミホイルで包む。
- ■ 良品と異臭サンプルは、それぞれ別の、臭いが移らない袋に入れる。

図5.1　分析を始める前の準備

次は、依頼者と分析者が異臭を確認するのであるが、これは非常に大切なポイントである。異臭を感じた人と分析者が、同じく臭いを共有するということである。これをせずに分析者が勝手な思い込みで分析を始めてしまうと、時間と労力が無駄になってしまうことにもなりかねない。異臭を感じた人が適切な言葉で表現してくれればよいのだが、曖昧な言葉で表現される場合もあるので、必ず分析者はにおいを共有してから始めてほしい。

　異臭分析では、ppb、pptというような非常に微量な物質を追いかけることになる。したがって、異臭品の量はできるだけ多く確保することが望ましい。また状況によっては、前処理を変えたり、分析条件を変えたりする必要が出てくる。そのため、異臭品を一度に使いきってしまわないという配慮も必要である。

　次に大切なポイントが、異臭品の取り扱いである。異臭品は外部から臭いが付かないよう、また、正常品に臭いが移らないようにアルミホイルで包むのがよい。よくビニール袋などに入れるケースがあるが、ビニール袋自身にすでに臭いが付いている場合がある。ビニール袋は臭いが付きやすいということも覚えていてほしい。以前、異臭品と正常品をビニール袋に入れ、別々に分けて段ボールに入れて送られてきたことがあった。しかし異臭品、正常品ともにタバコの臭いが付いていて分析に支障をきたした。入れてあった段ボールがタバコ臭かったので、喫煙場所に置かれていた段ボールを使用したためと思う。そのタバコ臭がビニール袋を通して異臭品、正常品に移ってしまったのである。

　これらはちょっとしたことであるが、分析する際には重要なポイントあるので、日頃から心がけておくことが必要である。

　　＊教訓10　「もう一度チェックしよう、分析前の事前確認」

5.2　前処理

　分析前の確認が終われば、いよいよ分析である。しかし、すぐには機器分析には入れない。目的の異臭物質が姿を現してくれるよう、前処理が必要となる。まず、異臭分析の基本的な流れを図5.2に示す。

5. 異臭の分析

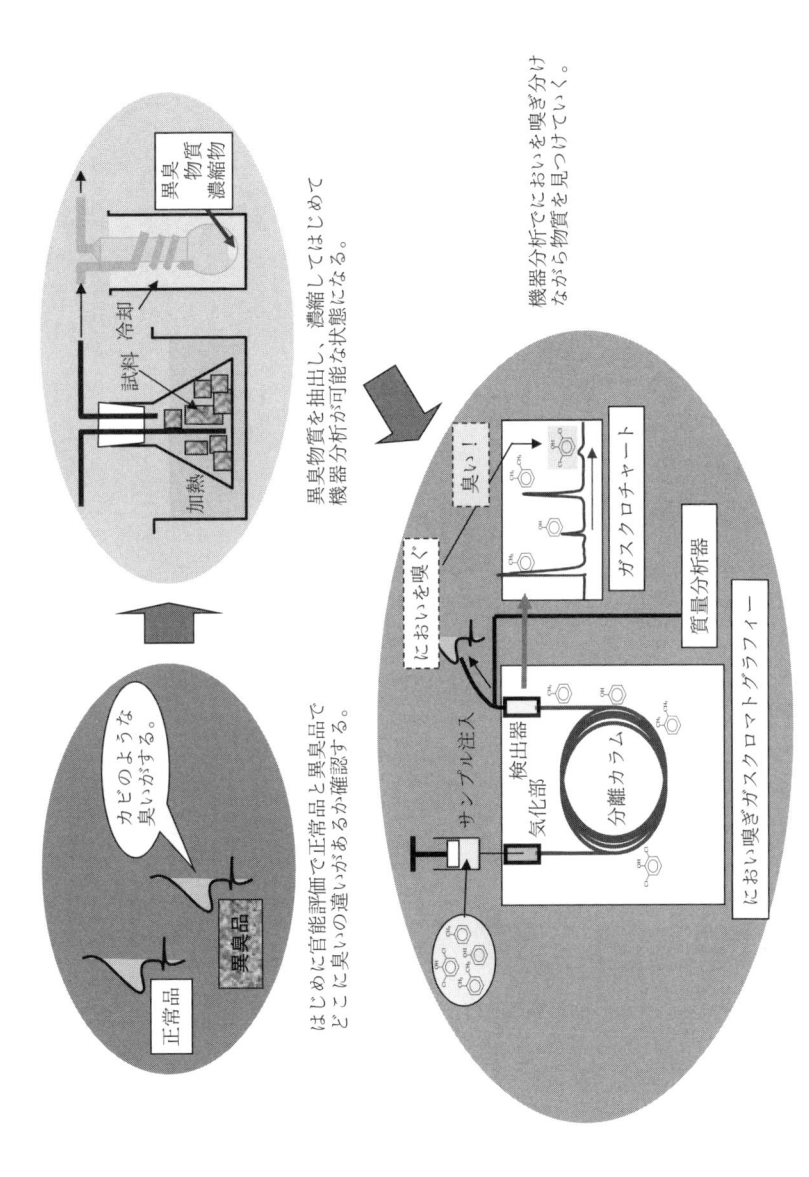

図 5.2 異臭分析の基本的な流れ

5.2.1　前処理　〜液―液抽出〜

前節で述べたが、入手した異臭品、正常品はそれぞれどのような特徴的臭いがあるのか、まず分析者自身が自分の鼻で臭いを嗅ぐことから始める。そして、異臭品の臭いを記憶することが大切である。これが分析スタートの第一歩である。

次に、サンプルの前処理に進む。前処理とは、分析がスムーズに行えるように、異臭の臭い物質を抽出し、それをさらに濃縮することである。抽出の方法は何通りかあり、サンプルの性状によって最適なものを選択する必要がある。

1つは「液―液抽出」である（図 5.3）。

この前処理が適用できるサンプルは、液状のものである。例えば「カビ臭、薬品臭がする水」などの液体サンプルは、この方法を用いる。分液フラスコに抽出溶媒とサンプルを入れてよく振とうさせ、溶媒に異臭成分を移す。その後静置し、油層と水層に分けて油層のみを得る。このとき大切なことは、抽出した油層に異臭と同じ臭いが来ているか確認することである。もし臭いがしなければ、抽出の方法を変える必要がある。抽出した油層に確実に臭い物質があれば、次に濃縮する。濃縮する理由は、この後に分析で使用するガスクロマトグラフィーにおける異臭物質のピークを見やすくするためである。

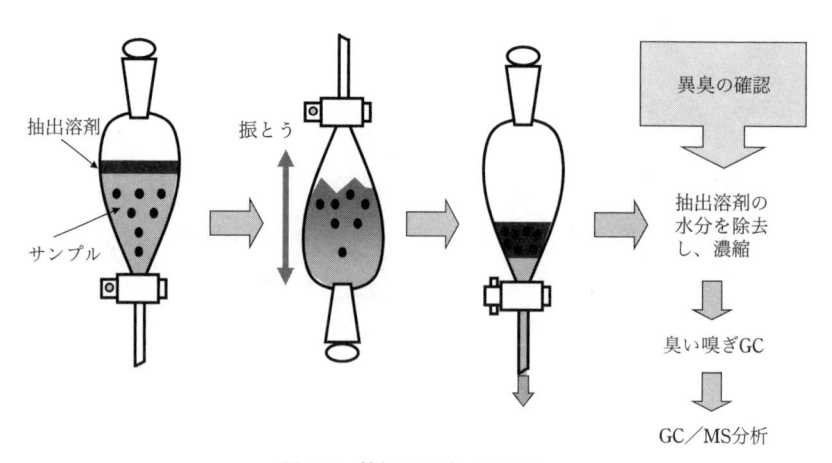

図 5.3　前処理：液―液抽出

濃縮の方法は2つある。1つは、抽出した液の表面に窒素を吹きつけ、溶媒のみを蒸発させる方法（異臭物質の沸点が低い場合は気散に注意する）。もう1つは、スニーダー管などの濃縮装置を使って濃縮する方法である。異臭物質によっては数百倍から数千倍まで濃縮が必要な場合がある。濃縮後は、「におい嗅ぎガスクロマトグラフィー」でどの場所に異臭のピークがあるのか確認する。その後、異臭のピークを質量分析器で分析し、物質を同定する。これについては次節で詳しく述べる。

ここで、分析スピードを格段にあげる方法をお教えしたい。それは、物質の絞り込みである。未知の物質を同定する場合、まずどこから手を出せばよいか悩んでしまうが、第2章で述べた化学物質の3種類の性質、つまり酸性、塩基性、中性、これを上手く利用するのである。

例えば抽出した液に酸を加え、酸性にしたとしよう。これにより、臭いがより強調されていれば、目的の臭い物質は酸性の性質をもつ物質である。反対に、臭いが消えたとなれば、目的の臭い物質は塩基性の性質をもつと判断できる。この理由は、酸と塩基で中性の塩となり、臭いが消えるからである。目的の物質が中性であれば、抽出液を酸性にしても塩基性にしても臭いは変わらない。この操作によって、未知の物質を酸性、塩基性、中性のいずれか1/3まで絞りこむことができる。

このように、抽出した液の一部を採取し、そのpHを変えて臭いを嗅いでみることが、スピードアップのポイントである。抽出液だけではなく、異臭品のサンプルそのものでも同様の操作により物質の絞り込みができることがある。ちなみに、酸性にするにはリン酸水を、塩基性にするには水酸化ナトリウム水を使用するとよい。

5.2.2　前処理　〜固相抽出〜

前処理の2つめの方法として、固相抽出というものがある。この方法は、化学結合型シリカゲル、ポーラスポリマー、アルミナ、活性炭などを用いるものである。気体、液状の試料から特定の目的成分のみを選択的に抽出し、分離・精製を行っていく（図5.4）。液—液抽出に比べ操作が簡単で、溶媒を多く用いる必要がないなどのメリットがあるが、固定相の適切な選定が難しいなどのデメリットもある。

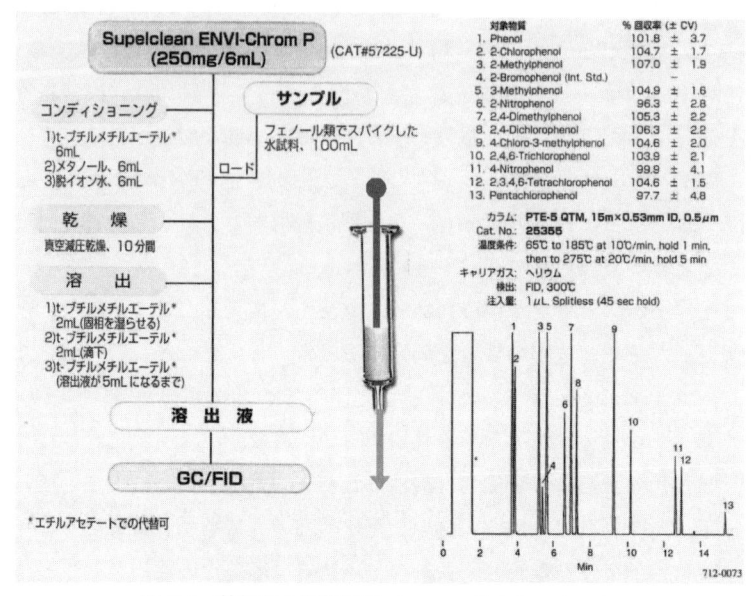

図 5.4　前処理：固相抽出（スペルコ社カタログより）

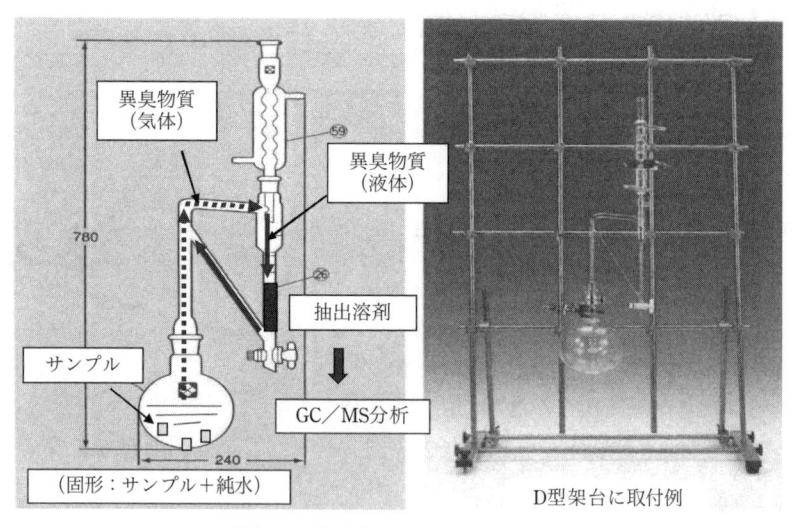

図 5.5　前処理：常圧蒸留（柴田科学社カタログより）

5.2.3　前処理　〜常圧蒸留・減圧蒸留〜

固形物から臭い成分を抽出するためには、蒸留による方法が一般的である。これを常圧蒸留という。図5.5 に蒸留装置を示した。

固形物は、溶媒と一緒にガラス容器に入れて加熱する。溶媒としては、通常、純水を用いる。加熱された固形物中の異臭物質は、水蒸気と共に冷却管へ導かれる。冷却管で蒸気が凝縮して液体となり、冷却管の底部にある抽出溶媒と接触することによって、異臭物質が溶媒中に溶解する。

次に、異臭物質が溶解した溶媒を取り出し、これを濃縮する。ここでも、確実に異臭物質が濃縮液に含まれていることを自分の鼻で確認することが大切である。確認後、におい嗅ぎガスクロマトグラフィー、質量分析装置で物質の同定を行う。ここで、異臭物質の揮発性が高い（沸点が低いもの）と想定される場合や、加熱によって変質しやすい場合は、減圧蒸留装置（図5.6）を使用する。

プラスチックから異臭物質を抽出する例を図5.7 に示した。

5.2.4　前処理　〜ヘッドスペース〜

非常に簡単に異臭物質を分析できる方法として、ヘッドスペース法がある（図5.8）。

この方法は、専用のアンプル瓶の中に分析したいサンプル（液体、固体を問わず）を入れ、加熱するだけである。アンプル瓶の上部空間部に異臭物質

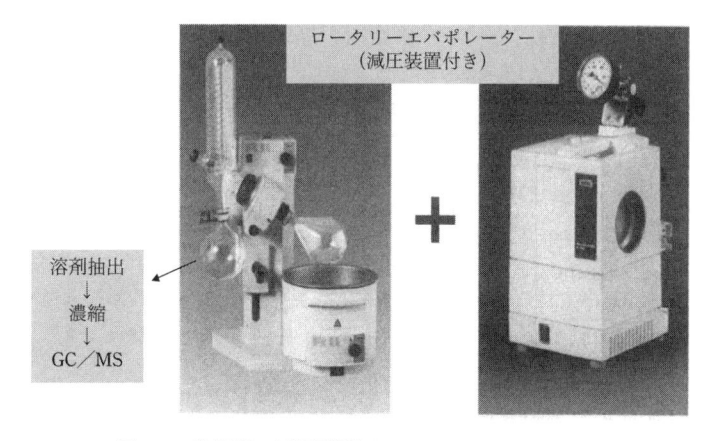

図5.6　前処理：減圧蒸留（柴田科学社カタログより）

図 5.7　減圧蒸留の例

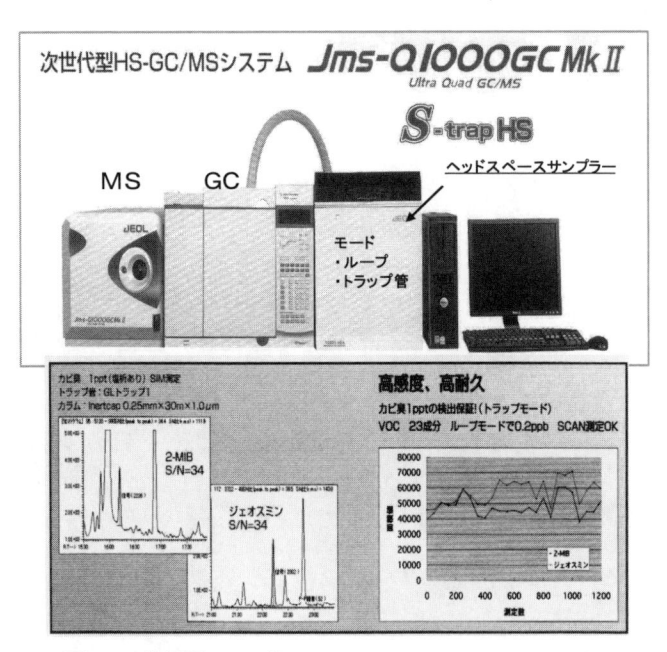

図 5.8　前処理：ヘッドスペース（日本電子社カタログより）

がサンプルから揮発し、気体の状態で存在しているので、この気体を直接ガスクロマトグラフィーおよび質量分析装置で分析すればよい。この方法は抽出、濃縮など面倒な操作は不要である。異臭物質の濃度が比較的高く、異臭物質についてもある程度想定がついている場合には、非常に有効な方法となる。

　これらの前処理は、対象とするサンプルおよび同定したい異臭物質によって選択する。表5.1 に、各前処理方法において取り扱えるサンプルの性状、それぞれの方法のメリット、デメリットをまとめた。分析するときの前処理に迷ったとき活用してほしい。

＊教訓11　「前処理では目的の臭いを決して取り逃がさないこと」

表5.1　前処理方法のまとめ

	適用できるサンプル性状	メリット	デメリット
液ー液抽出	液体	・使用する装置が非常にシンプル ・サンプルは熱履歴を受けない	夾雑物も抽出されてしまう
固相抽出	気体、液体	・濃縮倍率が容易に上げられる	・固体のサンプルは扱えない ・溶剤があると抽出効率が悪くなる
常圧蒸留	液体、固体	・使用する装置が簡単 ・夾雑物は抽出されにくい	・サンプルは熱履歴を受ける
減圧蒸留	液体、固体	・使用する装置が簡単 ・夾雑物は抽出されにくい ・サンプルは熱履歴を受けにくい	・常圧蒸留に比べ装置が高価
ヘッドスペース	液体、固体	・操作が非常に簡単	・装置が高価 ・対象物の濃度が薄い場合は検出されない

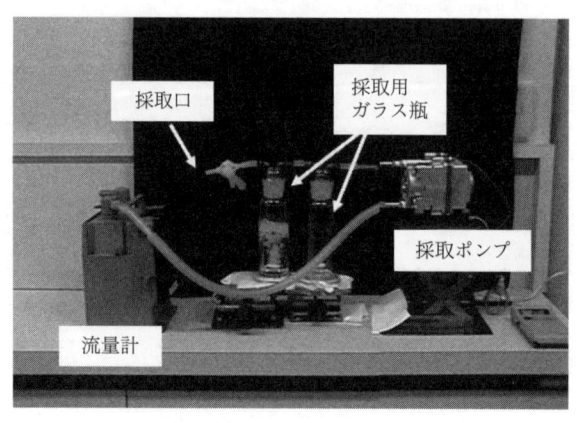

図5.9 気体からのサンプリング

ここで、気体を取り扱う場合はどのようにすればよいのであろうか？ 例えば、「部屋の中で異臭がする」というような場合である。筆者たちは、図5.9に示すような装置で気体中の異臭物質を採取している。

まず、ガラス瓶に入っている純水の中に気体を通過させ、異臭物質を溶解させる。その後、気体を採取した純水を図5.3の液―液抽出に示した装置で抽出、濃縮して分析するのである。

5.3 機器分析の原理と注意点

前処理したサンプルは、基本的にガスクロマトグラフィー（GC）と質量分析器（MS）で物質の同定を行うことになる。図5.10に、その基本的な原理を示した。

5.3.1 分析機器 〜ガスクロマトグラフィー〜

異臭を抽出し濃縮したサンプルは、におい嗅ぎガスクロマトグラフィーでまず分析する。ここで、ガスクロマトグラフィーの原理について触れておきたい。

ガスクロマトグラフィーは簡単に言えば、混合している気体状の化学物質を1つ1つ分離し、目に見える形に表示させる装置である。気化部、分離カラム、検出部から構成されており、これらが恒温槽の中に入っている。気化部は液体のサンプルを高温で気体にする部分である。また、分離カラムは

92

5. 異臭の分析

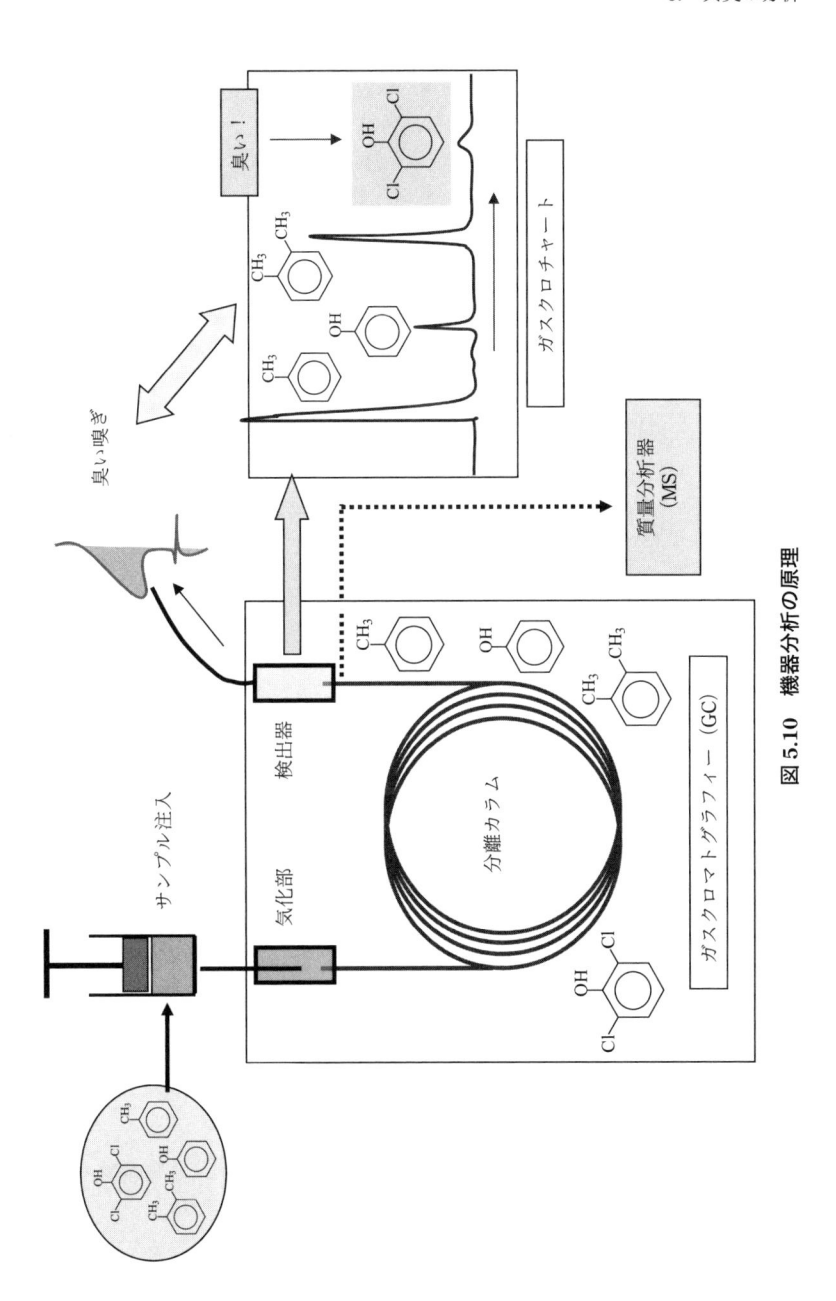

図 5.10 機器分析の原理

細長い管で、そのカラムは2種類あり、1つは、内壁に化学物質が溶解できる溶媒が塗られているカラム。もう1つは化学物質が吸着する充填材が内部に詰められているカラムである。このカラムの中にヘリウムなどの不活性ガス（化学物質を運ぶという意味からキャリアガスと呼ばれている）を絶えず流しておき、その流れの中に気体状の化学物質を導入する。すると、化学物質はキャリアガスの流れにのり、細いカラムの内壁に塗られた液相（シリコングリスなど）に溶解したり、蒸発したりする。あるいはカラムに充填された充填材に吸着したり、脱着したりする。これを繰り返しながら、化学物質はカラム出口へ移動する。

　カラムのなかで沸点が高い（質量が大きい）化学物質は溶解、蒸発に時間がかかるが、沸点が低い（質量が小さい）化学物質はその時間が短い。その結果、カラムの出口には、沸点が低い（質量の小さい）化学物質は先に到着し、沸点の高い（質量の大きい）化学物質は遅れて到着する。

　このようにして、化学物質を分離することができるのである。分離された化学物質は、出口の検出部で1つ1つチャートに出力される。ガスクロマトグラフィーのチャートでは、沸点が低い（質量が小さい）物質から順にピークが出力される。

　におい嗅ぎガスクロマトグラフィーは、上記に示したガスクロマトグラフィーの基本的な機能のほかに、検出器の出口で分離されたピークのにおいを1本1本嗅げるようにしたものである。におい嗅ぎガスクロマトグラフィーは、分離されたピークの中で、どのピークが異臭物質に相当するのか直接見つけることができる。ただし、この時点ではまだ異臭物質が何という物質なのかはわからない。しかし、目的の異臭物質がこのピークだという識別ができるので、この段階までくれば、異臭物質同定のおおよそ70%は終わったといえる。

5.3.2 分析機器 〜質量分析器〜

　次に異臭物質の同定であるが、これに使用されるのが質量分析器である。

　質量は、化学物質の非常に重要な性質の1つである。例えば、質量数18といえば水であるし、質量数44ならば二酸化炭素と、ほぼ特定できてしまう。したがって、異臭物質の質量がわかれば、どのような物質なのかおおよ

そ推定がつくのである。

　質量を測定するには通常秤を使用するが、非常に微量な化学物質では秤を使用することはできない。そこで、別な方法で質量を測定することになる。質量を測定する別な方法とは、次のようなものである。

　化学物質に強制的に電子をぶつけると、電子が1個とれたイオンの形となる。さらに化学物質は、ある決まった化合物のイオンの塊に分解される。それらのイオン化した物質を、磁場や電場をかけた高真空の空間を通過させると、イオン化された物質はその軌道が曲げられ、質量の大小により軌道を飛ぶ距離に差が出てくる。質量の小さいものは近く、大きいものは遠くへ飛ばされる。その距離を測定することによって、質量を知ることができる。これが質量測定の基本的な原理で、質量分析器は、物質の質量とその物質の部分的な構造を測定することができる装置なのである。

　化学物質をイオン化すると、ある決まった化合物のイオンの塊に分解されると先に述べた。このとき、化学物質が分解されずにイオン化したものを分子イオンと呼び、小さなイオンの塊に分解したものをフラグメントイオンと呼んでおり、これらは同時に生成する。これをチャート化したものがマススペクトルである。

　マススペクトルでは横軸に質量数、縦軸に相対的な強度が示されており、化学物質がいろいろな形に分解した塊が質量の順に並んでいる。例えば、質量数108の物質はいくつかあるが、その例としてクレゾールとベンジルアルコールを考えると、どちらも分子式はC_7H_8Oで、分子量は108である。**図5.11**にクレゾールとベンジルアルコールのマススペクトルを示した。

　クレゾールにはオルソ、メタ、パラの3種類の異性体が存在する。質量数も化学構造式も同じであるにもかかわらず、3種類のマススペクトルには違いがあるのがわかる。さらに、ベンジルアルコールのマススペクトルは、クレゾールと質量数が同じであるにもかかわらず、大きな違いが見られる。ここで、パラクレゾールとベンジルアルコールのマススペクトルをもう少し詳しく見てみる。**図5.12**に2つのマススペクトルを示した。

　それぞれ質量数108の位置にピークがある。これが分子ピークであり、それ以外はフラグメントピークと呼ばれている。パラクレゾールを特徴付け

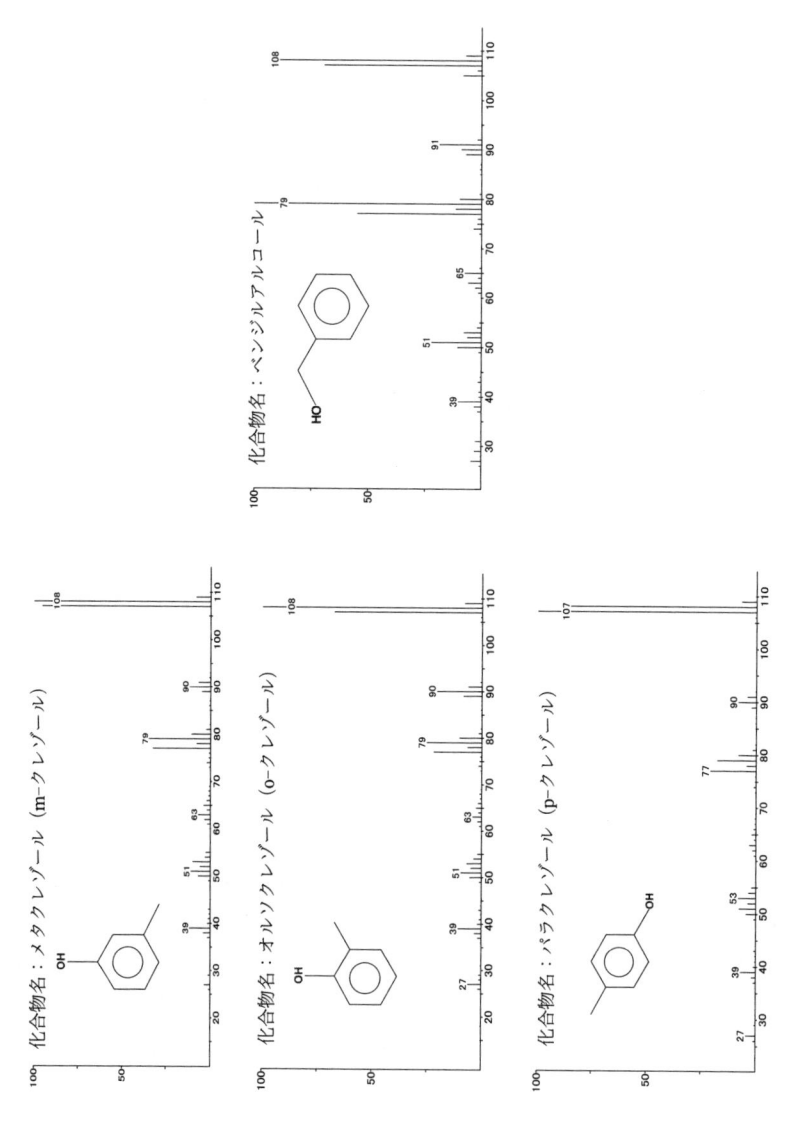

図 5.11 マススペクトル（クレゾールとベンジルアルコール）

5. 異臭の分析

〈クレゾール (p-クレゾール)〉

〈ベンジルアルコール〉

図 5.12 パラクレゾールとベンジルアルコールのマススペクトルの比較

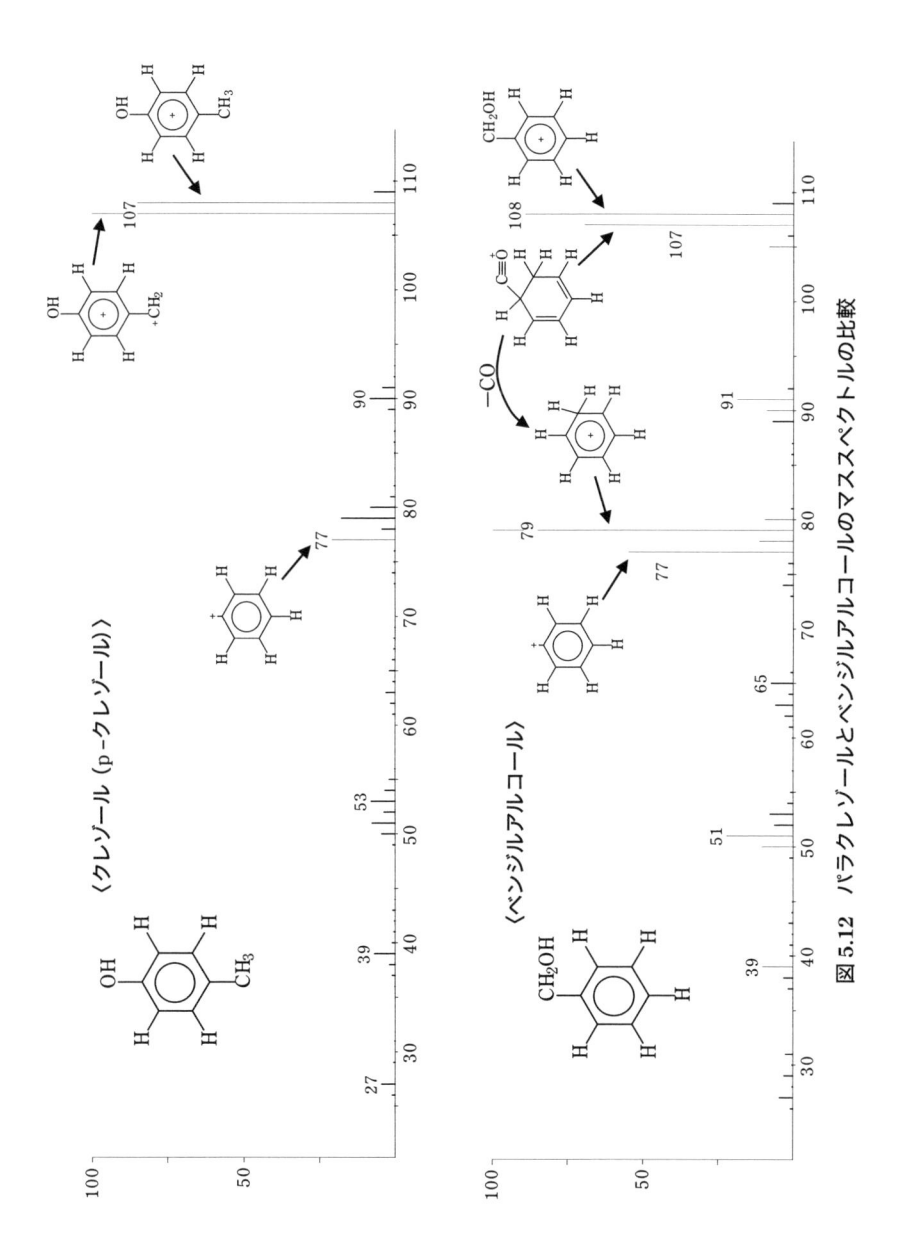

ているのが、質量数 107 と質量数 77 のピークである。質量数 107 のピークは、図に示されているようにメチル基（−CH$_3$）から 1 つ水素原子がとれた状態の分子イオンとなっている。

　一方、ベンジルアルコールを特徴付けているのは、質量数 107、79、77 のピークである。質量数 107 は図に示されている形の分子イオンになっており、さらにそこから CO イオンがとれて、ベンゼンに水素原子が 1 個付加した、質量数 79 の分子イオンが特徴となっている。ここで、どちらのスペクトルにも質量数 77 のピークがあるが、これはベンゼン環イオンであり、どちらの物質もベンゼン環をもっていることを示している。

　このように、同じ質量数でも物質によって分解する部分が違っており、マススペクトルを読み解けば、どのような分子かがわかる。つまり、物質が同定できることになる。マススペクトルは、言わば化学物質の指紋のようなものである。

　ガスクロマトグラフィーで 1 つ 1 つの化学物質を分離し、連続的に質量分析器へ導入したものがガスクロマトグラフィー質量分析器（GC／MS）である（**図 5.13**）。質量分析器には、質量数に応じた化学物質のライブラリーが装備されており、質量数が測定されると、候補の化学物質が自動的にリストアップされるようになっている。

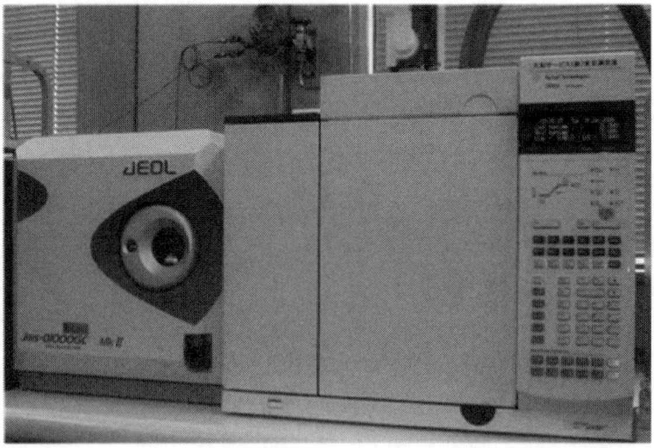

図 5.13　ガスクロマトグラフィー質量分析器（GC／MS）

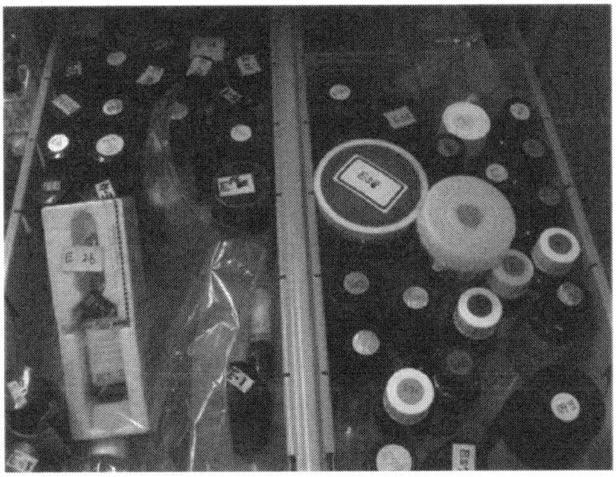

5. 異臭の分析

■標準試薬を揃える
・GC／MS同定物質との比較
・においを確かめる
・においを推定する

※注意！
購入すると処分に困る

図 5.14　標準試薬

　分析者は、選ばれた候補の中の物質から1つを確定しなければならない。このため、標準試薬（図 5.14）を使って同じ臭いか最終的に確認する必要がある。さらに、その試薬を使って、ガスクロマトグラフィーで異臭物質と同じピークが同じ時間に検出されるかを確認する。これらの作業が終わってはじめて同定作業は完了となる。したがって、迅速な分析のためには標準試薬をいかに多く手元に保有しているかが大切である。ただし、頻繁に使用するものではないので、その保管には注意が必要である。何といっても異臭物質を大量に保管することになるからである。

　ここまで簡単に機器分析の原理と手順について述べてきたが、ここで図 5.15 を見ていただきたい。このチャートは、ビールのフレーバーをガスクロマトグラフィーで分析した結果で、ビールの香りを構成している何百種類という化学物質を示している。

　ビール瓶を屋外に出しておくと必ず異臭のクレームとなる臭いがある。それは日光臭と言われるもので、その物質は 3-メチル-2-ブテン-1-チオールと呼ばれている。チャートの中の矢印で示したピークがそれに該当する。

　分析者は、何百本というピークを嗅ぎ続け、その中の1つのピークを嗅ぎ分けなければならない。運悪く目的のピークが大きなピークの中に重なってしまうこともある。そうなると、臭いはするもののピークが見つからない

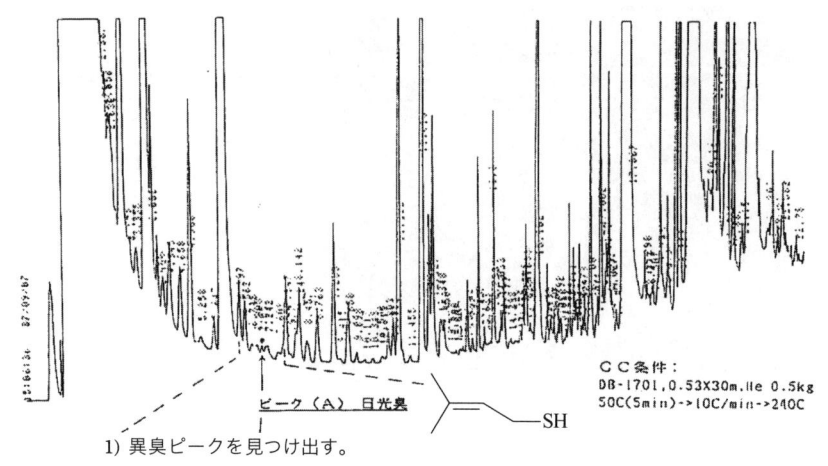

1) 異臭ピークを見つけ出す。
2) カラムを替え、他のピークと重ならない条件を見つけ出す。

図 5.15　森のなかで目的の幼木を見つける

状態となってしまう。そのような場合は、ガスクロマトグラフィーの分析条件を試行錯誤して変える必要がある。

例えば、ガスクロマトグラフィーの昇温スピードや、使用するカラムの種類を替えるなどである。このような条件変更により、森の中の小さな幼木が見えてくる。この1本のピークを見つけるために多くの時間と労力がかかるが、見つけられたときは分析者冥利に尽きる。今後は、このような分析のノウハウをどのように継承していくかが大きな課題である。

5.4　官能評価

「異臭クレームがあったとき、自社で対応できる人材を育成したいのですが、どのようにすればよいでしょうか」という相談がよくある。品質管理の1つとして、官能による検査を社内に取り入れたいという考えである。官能評価は、よく製品などのにおいや味を決定する際の評価方法として知られている。官能評価は大別して、分析型官能評価と嗜好型官能評価の2つがある。

分析型官能評価には、以下のような特徴がある。

5. 異臭の分析

- 人間の感覚をセンサーとして使用し、品質の特性や差を検出する。
- 少数の識別能力の高い専門家が客観的に判断する。
- 品質検査や工程管理に利用できる。

一方、嗜好型官能評価には以下のような特徴がある。

- 人の好みを測定する。
- 多数の素人が主観的に判断する。
- 嗜好調査やマーケティングに利用できる。

相談のほとんどは、自社内に分析型官能評価のできる人材がほしいということである。具体的な要望は、次のようなことである。

- どのようにして社内の人間を人選すればよいのか？
- 人選した人材をどのようにトレーニングすればよいのか？
- 実際の現場で注意すべきことは何なのか？

これに対する回答を**表5.2**にまとめた。

異臭となる物質は、世の中に数え切れないほどあるので、闇雲にそれらの物質にあたっても仕方がない。ポイントは、過去にクレームがあった臭いに関しては、今後クレームを出さないという意味から、自社の過去の異臭クレームを洗い出し、必要最小数の臭いをまず決めることである。できれば2、3種類とするのがよい。

次に、決めた臭いを社内の人材候補に嗅いでもらい、臭いがわかる人を選定する。臭いを敏感に感じる人もいれば、あまり感じない人もいる。個人差

表5.2　官能評価をする人材育成のためのステップ

Step 1：過去の異臭クレームから、自社に必要な臭いを決める 　　　　・数はできるだけ少なくする。
Step 2：決めた臭いで社内の人材からパネラーを人選する 　　　　・感じる臭いには個人差があるので、無理に人選しないこと。 　　　　・選定する臭いの強さは、ほとんどの人が何の臭いかわかる濃度で実施すること。
Step 3：選定したパネラーは長期間にわたり、定期的にトレーニングする 　　　　・臭いを覚える。 　　　　・濃度の違いを嗅ぎわける。 　　　　・違う媒体につけた臭いを嗅ぎわける。

があるので、感じない人を無理に選定する必要はない。その後、選定された人材（パネラーと呼ぶ）には長期間にわたり、定期的に決めた臭いを提示していき、そこでまず臭いを覚えてもらう。

次のステップとして、濃度の違いや異なった媒体に付けた臭いも嗅ぎ分けられるようトレーニングする。初めは頼りなくとも、根気よく継続することにより確実にレベルアップする。

次に、トレーニングを受けたパネラーが実際の現場に臨む場合、どのようなことに注意しなければならないのか、以下に示す。

まず官能評価をする場合、パネラーおよび評価する場所について下記の点に留意する。

① パネラーはにおいがするもの（香水、タバコ、整髪剤など）は身につけない。
② 評価する場所は、においが少なく、適温で静かな場所を選定する。
③ 一度に数多く嗅ぐことはできないので、数は少なく、時間を空けて実施すること。

集中しないと、臭いを嗅ぎ分けることや臭いを見つけ出すことは難しい。ある顧客が「話をしながら数種類の臭いを数人で嗅ぎ分けたところ、まったく何の臭いか判別がつかなかった。しかし部屋を変え、静かな状態で臭いを嗅いだところ識別できた」と言っていた。これは、集中できる環境作りが大切なことを物語っている。

また、臭いについては次のような特徴があるので覚えておいてほしい。

④ 同じ質の臭気の中では臭いは嗅ぎ分けられない。
　例：タバコの臭いがする部屋で、タバコ臭のするサンプルを嗅ぎ分けることはできない。
⑤ 強い臭いほど、嗅覚は麻痺する。
⑥ 同じ場所にとどまる時間が長いほど、その場所の臭いに鼻は慣れる。
　例：焼肉屋で食事をしているときは感じないが、家に帰ってくると焼き肉の臭いが気になる。

臭いのサンプルが手元にある場合だけではなく、パネラーが自ら現場に行って臭いの確認をしなければならない場合もある。例えば倉庫、コンテナー等での臭気確認である。

　倉庫の中で確認しなければならない場合は、目的の場所に着くまで鼻をつまんでいく。あるいは自分のハンカチなどで鼻を覆いながらいくことである。これは、先に示した⑥を避けるためである。何度も確認したい場合は、その都度発生現場を離れて臭いがしない場所に移動し、自分の鼻を正常な状態に戻して、再度現場に入ることが大切である。また、異臭が強い場所（もの）の臭気を確認するときは、開口部を少し開けて少量の臭気を確認することが必要である。これは、先に示した⑤を避けるためである。

　臭いは鼻で覚えるしか方法はない。まずは積極的に臭いを嗅ぎ、現場に出て体験することを強くお勧めしたい。

＊教訓 12　「積極的に現場に出よう、においを嗅ごう」

6. 異臭の事例

筆者たちは、2001年から2010年12月末現在までに、290件にものぼる異臭分析を実施してきた。食品業界以外にも、化学、建築、運輸、医薬、機械、電子・電気、商社、個人など、当初は考えもしなかった業界からも多くの依頼をいただいてきた。あらためて、異臭発生の多さと異臭に対する世の中の関心の高さを感じている。この章では、今まで分析してきた事例を多く紹介し、異臭現場の現状をお伝えしたい。

6.1 異臭物質の代表例

これまで分析してきた異臭案件の中で、同定した物質を数えてみると250種類程度であった。もっと数多くの異臭物質が同定されるかと考えていたが、意外に数が少ないという印象である。また、1つのサンプルから同定される異臭物質の数は、5種類程度の物質が見つかれば多いほうで、通常は2、3種類である。今までどのような物質が同定されてきたか、トップ30を**表6.1**にまとめた。

この表は、筆者たちが今まで実施してきた分析結果をもとに集計したものである。世の中の異臭原因物質を代表しているかどうかはわからないが、このような形で公表されているものはほとんどない。いろいろな業界からの異臭分析依頼の結果をまとめたという意味で、参考にしていただければと思う。

表6.1から、やはり異臭として問題となるのは、いわゆる消毒臭、カビ臭、薬品臭であることが読み取れる。消毒臭で知られているクレゾール類、ジクロロフェノール類、ジブロモフェノール類が上位10位以内にある。また、カビ臭として有名なトリクロロアニソール類、トリブロモアニソール類も同様に10位以内にきている。

一方、カビ臭として有名なメチルイソボルネオールはトップ30の中に入っているが、検出頻度としては14と、意外に少ない。メチルイソボルネ

6. 異臭の事例

表6.1　異臭物質トップ30

検出頻度	異臭物質	検出頻度	異臭物質
45	クレゾール類	17	ベンズアルデヒド
42	ジクロロフェノール類	16	酪酸
42	トリクロロアニソール類	15	アセトフェノン
29	ノナナール	15	カプロン酸
29	フェノール	15	吉草酸
26	デカラクトン	15	ラウリン酸
25	トリブロモアニソール類	14	2-メチルイソボルネオール
23	ヘキサナール	13	デカナール
23	キシレノール類	13	ナフタレン
21	ジブロモフェノール類	13	トリメチルアミン
21	ヘプタナール	12	トリクロロフェノール
20	エチルフェノール	10	トルエン
19	オクタナール	10	ソトロン
19	ジメチルピラジン	10	ドデカラクトン
17	グアヤコール	10	デカジエナール

オールは、ジオスミンとともに、よく水道水のカビ臭として問題となる物質で、湖水や川の藍藻類、放線菌の代謝によって生成される物質[17]である。最近では、食品業界においては脱臭、膜処理、殺菌など高度に処理され、よく管理された水を使用しており、また自治体でも高度な水処理をしているところが多くなったため、検出頻度が低くなってきていると考えられる。

フェノール、キシレノール類（ジメチルフェノール）は、薬品臭としてよく名前が出てくる異臭物質であるが、やはり検出頻度も高い。

上位に入っているノナナール、ヘキサナール、ヘプタナール、オクタナールなどはアルデヒド類である。これらの物質は、青臭い、油が酸化したような独特の臭いをもっており、あまり印象が良くない臭いである。腐敗臭の原因物質である酪酸、カプロン酸、吉草酸も検出頻度が高く、上位にある。

先に表2.1（p.26）に示した、「悪臭防止法」で定められた悪臭物質をもう一度ご覧いただきたい。表6.1と比べてみると、実生活で異臭クレームとなっている原因物質との違いがよくわかると思う。

表6.1を見て気がつくことが、もう1つある。それは、異臭物質の検出頻度の割合が、消毒臭物質が約23％、カビ臭が約14％を占めていることである。極端な言い方をすれば、異臭事故原因のおよそ40％以上がこの2種類の臭いで占められているということになる。異臭対策は何から手をつけてよいか不安になるかと思うが、手掛かりはこのへんにありそうである。あれこれ悩まずとも、原因の40％は消毒臭とカビ臭ということなので、少なくともこの2種類の臭いを覚えておくことである。この表は、そのことを教えてくれている。

6.2 異臭発生箇所

4.1節「サプライチェーンと異臭」のところで食品業界のサプライチェーンの例を示したが、図4.1（p.74）をもう一度見返していただきたい。今まで異臭分析してきた案件の中で、異臭発生の原因がサプライチェーンのどの過程で起こったのか、すべてで原因が特定できたわけではない。また、異臭原因物質は解明したものの、その発生原因（箇所）については顧客が独自で調査し、開示されないものも多い。ただし、同定された物質や異臭品の形態から、発生した可能性がある箇所はおおよそ推定可能である。

290件にものぼる異臭分析案件の中で、食品業界から依頼のあった108件の結果をまとめたものが**図6.1**である。

この図より、異臭の発生箇所はどこにでもあることがよくわかる。

図から特徴的に見てとれることは、食品業界のサプライチェーンにおいては収穫物や加工品、製品になったものは、一度保管されて次の場所へ運ばれるという、「保管と輸送」の行程が多いことである。このようなことから、図6.1に示されているように「保管と輸送」に関係する箇所での異臭発生が多いことがわかる。

では、なぜこのような場所で異臭発生が多いのであろうか？　その原因は、2つあるのではないかと考えている。1つは、保管場所や輸送のトラック、コンテナーを扱う現場で、臭いに対する意識が非常に低いこと。2つ目は、これらを管理・運用している会社の多くが、製造者とは別の会社であることがあげられる。

6. 異臭の事例

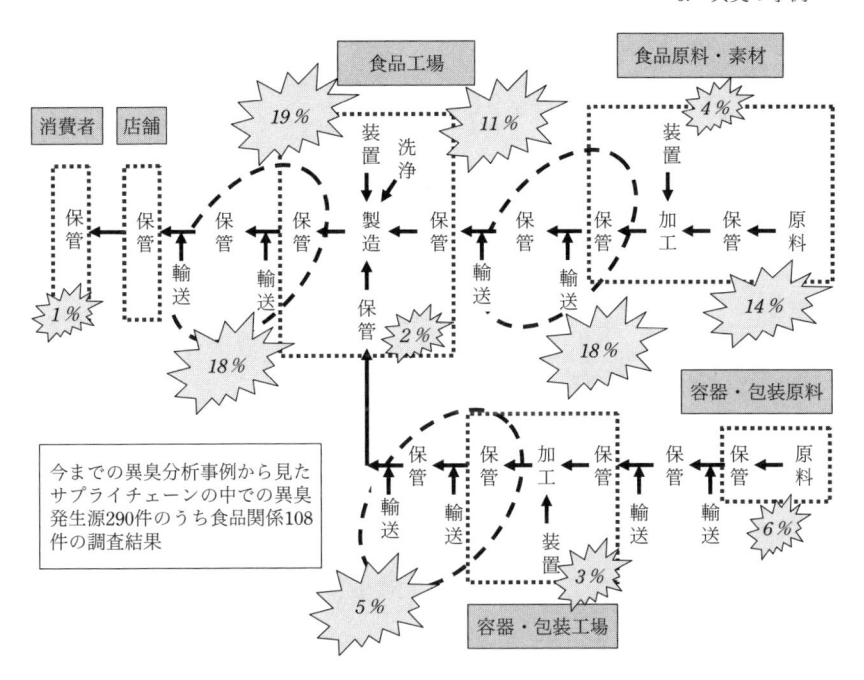

図6.1 食品業界サプライチェーンの中での異臭発生箇所

（今までの異臭分析事例から見たサプライチェーンの中での異臭発生源290件のうち食品関係108件の調査結果）

食品工場：19 %、11 %
食品原料・素材：4 %、14 %、18 %
容器・包装原料：6 %
容器・包装工場：5 %、3 %
保管（製造ライン内）：2 %
消費者：1 %
輸送（店舗へ）：18 %

保管場所、輸送のトラック、コンテナーなどはどのような荷物にも対応できることが基本条件である。したがって、臭いに気をつけるなどということは、特別なことがない限り配慮されない。これは、管理・運用に関わっている会社も同様である。

では、どうすれば異臭事故を防ぐことができるのであろうか？

4.2節で、食品用に使用されるナイロン製品を海外に輸出している会社の例を紹介した。この例でも述べたように、「自分のところの荷物は自分で守る」という気構えが必要であると筆者は考えている。

食品工場では、異物混入や微生物、衛生管理に多大なコストと労力を投入している。異物は目に見えるという特徴があり、微生物は腐敗につながり製品の形状や品質に変化を及ぼす。では、異臭についてはどうであろうか？においに関しては、目に見えるものではないだけに、関心が薄くはないだろ

107

うか。逆に、目に見えないものだけに、その管理には十分配慮すべきである。

食品業界では「農場から食卓まで」と、安全に関するトレーサビリティーに注意を払っている。これは、何も残留農薬や衛生管理に限ったことではなく、におい（異臭）についても重要な管理項目であると考えるが、読者の皆様はどのようにお考えであろうか。

3.5節で日本通運（株）の先進的な取り組みを紹介したが、そのような取り組みが業界全体で行われることを強く希望したい。

6.3 分析結果の事例

この節では、いろいろな異臭分析結果の例を示していきたい。その前に、先に出てきた「カビ臭」について少し説明したいと思う。

カビ臭にはいろいろな原因物質がある。いわゆる水道水などでカビ臭いと感じる臭いは、6.1節で説明したジオスミン、2-メチルイソボルネオール（2-MIB）という物質が原因である。図6.2にそれらの化学構造式を示した。

● カビ臭物質：ジオスミンと2-メチルイソボルネオール

ジオスミンは下水のような臭い、2-メチルイソボルネオールは墨汁や樟脳のような臭いである。ちなみに2-メチルイソボルネオールと樟脳の化学構造式は、非常に似通った形をしている。同じような形の構造式をもつものは、同じような臭いに人は感じるようである。

ここで話が少し横道にそれるが、このカビ臭について面白い話題があるので紹介したい。筆者が子どもの頃から不思議に思っていたのが、目薬の匂いである。目薬をさしたとき、時々鼻を通って口に入ることがあるが、独特の

ジオスミン
（下水管のにおい）

2-メチルイソボルネオール
（樟脳様のにおい）

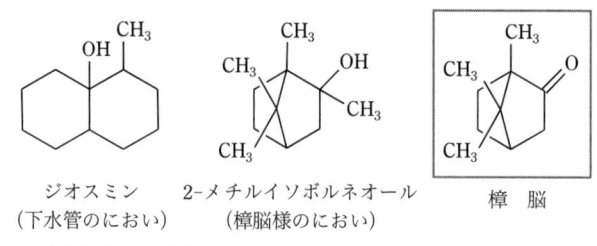

樟 脳

図6.2 カビ臭物質の化学構造式（ジオスミンと2-メチルイソボルネオール）

6. 異臭の事例

匂いを感じる。

そこで、目薬の匂い物質を調べてみることにした。分析に使用したのは、5.3節で紹介したガスクロマトグラフィー質量分析器（GC／MS）で、ヘッドスペース法を用いた。目薬を1 mL、小瓶に入れて装置にセットすれば、分析結果が出てくる。

分析の結果、面白いことがわかった。メントール、ボルネオール、イソボルネオール、シネオール、カンファーなどが検出されたのである。これらの物質は清涼感を付与するために添加剤として使用されているようであるが、目薬の容器には何も記載されていなかった。そこで、インターネットでその目薬について詳しく調べてみたところ、目薬の添加剤リストに掲載されていた。検出されたボルネオールやイソボルネオール、カンファーなどが目薬の匂いを特徴付けていたのである。

カビ臭の2-メチルイソボルネオールもメチル基が1つ多いだけで、ボルネオールやイソボルネオールとよく似た化学構造をしている（**図6.3**）。2-メチルイソボルネオールがどのような匂いかを表現するのに、樟脳とか墨汁（墨）のようなにおいと表現するが、では、墨汁（墨）の匂いの正体は何であろうか？

香料の本でボルネオールについて調べてみたところ、「匂いは土様、カン

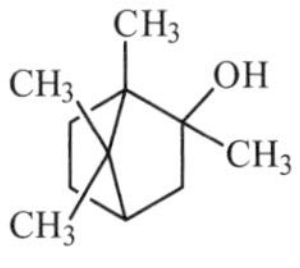

2-メチルイソボルネオール

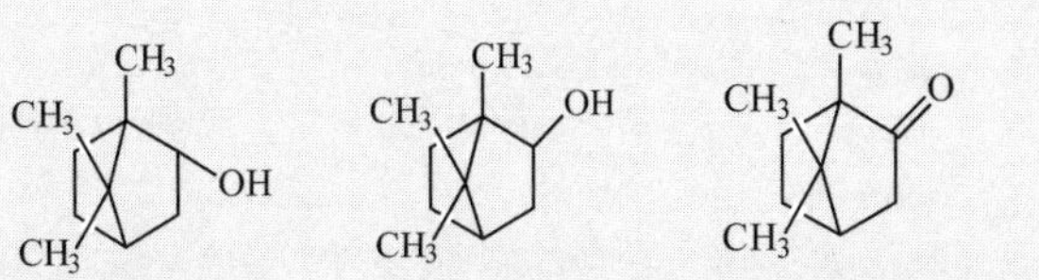

ボルネオール　イソボルネオール　カンファー（樟脳）

図6.3　目薬のにおい成分（ボルネオール、イソボルネオール、カンファー）

ファー香を持ち、用途は、口腔剤・医薬・溶剤・墨などに用いられる」と書かれていた。―墨に用いられる？

さらに墨について調べてみると、「ニカワ臭を消臭（マスキング）する為に樟脳を精製したものが使われている」とのことであった。しかし、中国の墨には樟脳は使われていないとのことなので、日本人だけが2-メチルイソボルネオールのにおいを嗅いで、墨や墨汁をイメージしているのかもしれない。

これで、2-メチルイソボルネオールのカビ臭 → 墨（墨汁） → 樟脳と、一連の匂いがつながり、長年の疑問が解決した。このように、疑問に思った臭いを分析してみると、意外なつながりや発見に遭遇するものである。異臭の分析にはこんな楽しみも隠されている。それにしても、先人達の知恵にはいつも感心させられる。

● カビ臭物質：2,4,6-トリクロロアニソール

もう1つ、カビ臭と感じる臭いがある。すでに1章、2章でも紹介している、2,4,6-トリクロロアニソール（TCA）である。この物質が生成する経路を図6.4に示した。

基本となる物質はペンタクロロフェノール（PCP）である。これは殺菌剤、防腐剤として化学合成され、主に木材などの防カビ剤として使用されてきた。この物質が、光やカビなどにより分解されると塩素が2つとれた2,4,6-トリクロロフェノール（TCP）となる。この2,4,6-トリクロロフェノール自身も

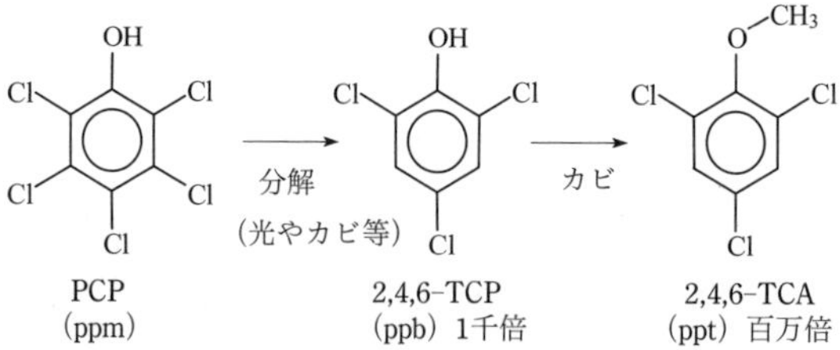

PCP
(ppm)

分解
（光やカビ等）

2,4,6-TCP
(ppb) 1千倍

カビ

2,4,6-TCA
(ppt) 百万倍

何が問題か？
・臭いが付くと、すべての食品でクレームとなる。
・2,4,6-TCAの閾値が極端に低い（ppt）。
・気化しやすく臭いが付着しやすい。

図6.4　カビ臭物質（2,4,6-トリクロロアニソール）

また防腐剤として使用されている。2,4,6-トリクロロフェノールの閾値はppbオーダーと、非常に低い。

この物質がさらに*Streptomyces*などのカビの作用によりフェノール基（−OH）のHがメチル化（−O−CH$_3$）されて2,4,6-トリクロロアニソールとなる。カビによって防カビ剤にカビ臭が生成するとは皮肉なものである。

2,4,6-トリクロロアニソールは閾値がpptオーダーと、PCPやTCPに比べると極端に低くなる。よく、押入れ、クローゼット、床下など少し湿度が高い場所でカビ臭いという経験をしたことがあると思う。目で見てもカビは生えていないのに？と疑問に思うが、実は図6.4のような経路で2,4,6-クロロアニソールが生成しているのである。衣替えの季節に電車に乗ると、隣の人のコートなどからかすかにカビ臭がするときがあるので、気をつけて鼻を利かせてみてほしい。

● **カビ臭物質：2,4,6-トリブロモアニソール**

TCPの化学構造式で、塩素の代わりに臭素が置換された2,4,6-トリブロモフェノール（TBP）は2,4,6-トリクロロフェノールに比べて毒性は低い。2,4,6-トリブロモフェノールも、カビによって2,4,6-トリブロモアニソール（TBA）となる。この物質も閾値がpptオーダーと、かなり低い。**図6.5**に化学構造式を示した。

カビ臭を感じる木製のパレットが身近にあったので、分析してみた。**図6.6**にその結果を示す。

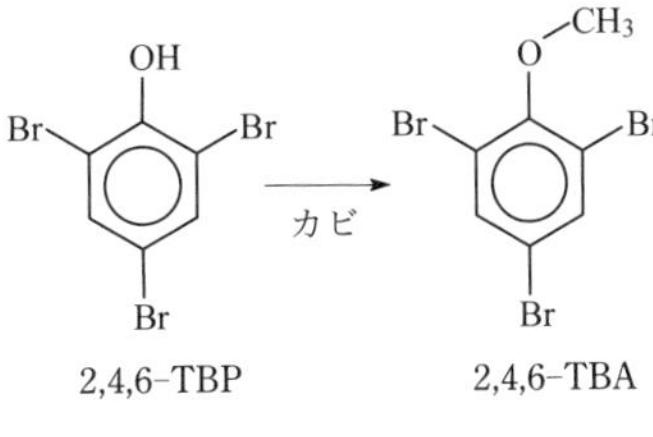

何が問題か？
- 臭いが付くと、すべての食品でクレームとなる。
- 閾値が極端に低い（ppt）。
- 気化しにくいが、倉庫等での事故例あり。

図6.5 カビ臭物質（2,4,6-トリブロモアニソール）

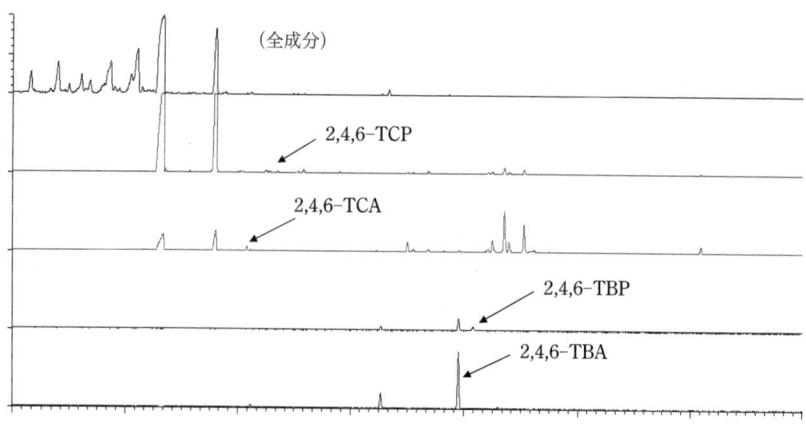

図 6.6　カビ臭を感じた木製パレットの分析例 (スケール：20,000)

　このチャートは、ガスクロマトグラフィー質量分析（GC／MS）によって解析したものである。最上段のチャートにはすべての物質がピークとして現れている。2段、3段めのチャートは2,4,6-トリクロロフェノール、2,4,6-トリクロロアニソールのピークを選択的に表すようにしたチャートである。同様に4段、5段めのチャートは2,4,6-トリブロモフェノールと、2,4,6-トリブロモアニソールを表している。この結果から、カビ臭のする木製パレットには2,4,6-トリクロロアニソール、トリブロモアニソールどちらも含まれていることがわかった。

　このチャートで注目してほしい点がある。それは木製パレットから検出された2,4,6-トリクロロフェノールと2,4,6-トリブロモフェノールである。つまり、カビ臭の原因となる物質がはじめからパレットに含まれていたことになる。もし2,4,6-トリクロロアニソール、トリブロモアニソールのみ検出されていれば、どこかでこの木製パレットにこれらアニソールが移行した可能性があることを示している。しかも2,4,6-トリクロロフェノールと2,4,6-トリクロロアニソール、2,4,6-トリブロモフェノールと2,4,6-トリブロモアニソールのピーク高さを見ると2,4,6-トリクロロアニソールと2,4,6-トリブロモアニソールのほうが高くなっている。このことは2,4,6-トリクロロフェノール、2,4,6-トリブロモフェノールから2,4,6-トリクロロアニソールと2,4,6-トリブロモアニソールが生成したことを示唆している。このように、

6. 異臭の事例

分析結果から異臭発生の原因を推定することができる。

● カビ臭と消毒臭の関係

次は、カビ臭と消毒臭の関係である。カビ臭と消毒臭は一見関係がないように見えるが、実は大いに関係している。図 6.7 に消毒臭とカビ臭の生成経路を示した。

これまで消毒臭としてジクロロフェノール類やジブロモフェノール類の物質を紹介してきたが、これらの物質はフェノールを基本物質としている。

フェノールは塩素とすばやく反応し、ジクロロフェノール、トリクロロフェノールを生成する。臭素の場合も同様に、臭素と反応してジブロモフェノールとトリブロモフェノールを生成する。塩素の発生源として、例えば消毒剤としてよく使用されている次亜塩素水などがある。

特に 2,6-ジクロロフェノールは非常に閾値が低く、この物質が混入しているとほぼ間違いなく消毒臭、またはカルキ臭というクレームとなる。また 2,4,6-トリクロロフェノールは、カビの作用によってアニソールになることはすでに述べた。

このように、フェノールと塩素が反応すると消毒臭、カビ臭のような異臭が発生することに注意しなければならない。

また、ペットボトル入りの水などで消毒臭（カルキ臭）を感じることがあるが、この原因物質は消毒に使われている塩素ではなく、実は塩素とフェ

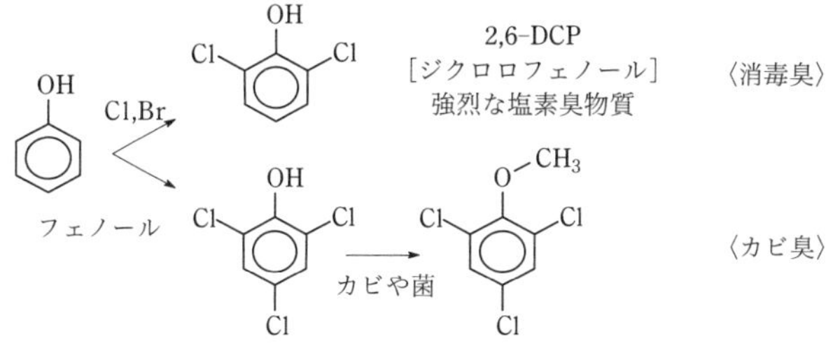

何が問題か？
- 臭いが付くと、すべての食品で消毒臭のクレームとなる。
- 2,6-DCPの閾値が極端に低い（ppt）。
- 水だけでなく、木、紙、樹脂等の塩素消毒も異臭発生の原因となる。

図 6.7 消毒臭、カビ臭の原因となる 2,6-ジクロロフェノールと 2,4,6-トリクロロフェノールの生成経路

ノールが反応して生成したジクロロフェノール類であることがほとんどである。

● 水道水のカビ臭

水道水でもカビ臭を感じることがあるが、その原因もジオスミン、メチルイソボルネオールではなくアニソール類であることが多い。図 6.8 に、水道水を分析した結果を示したが、トリクロロアニソール、トリクロロアニリン、トリブロモアニソールなどが検出されている。

● 木のカビ臭

カビ臭は水で発生するだけではない。次の例は、木のカビ臭についてである。図 6.9 にその生成経路を示した。

木の成分にはフェノール、グアヤコールなどの物質が含まれている。木を塩素系の消毒剤で消毒すると、たちまちジクロロフェノール、トリクロロフェノールが生成してくる。これがカビによってアニソール類に変化し、木がカビ臭くなるのである。

図 6.10 は木材を次亜塩素水で消毒し、カビを付けて湿度のあるところに放置したものを分析した結果である。図の上段は、木材の全成分が示されている。下段はトリクロロアニソール、トリクロロフェノールなどを選択的に示したチャートである。この下段のチャートを見ると、2,4,6-トリクロロフェノールが生成されており、それから 2,4,6-トリクロロアニソールも生成しているのが見てとれる。さらにはジクログアヤコール、トリクロロアニリンなども検出されている。次亜塩素水によってフェノール化合物の水素が塩基原子で置き換わることがわかる。

● 日本酒のカビ臭

日本酒においても、カビ臭は製品の品質を著しく低下させる原因臭である。特に吟醸酒や純米酒の高級酒で発生が多いという。この原因は、清酒製造時に使用される木製の用具を、塩素系消毒剤で洗浄することにある。まさに図 6.9 の上段に示した反応が起こってアニソールが生成するのである。

知り合いの地方酒造メーカーの日本酒を飲んだときのことであるが、何かいつもと違う香りがした。そこで、その日本酒を分析してみた。図 6.11 はその結果であるが、トリクロロアニソール類、トリクロロアニリン、ジクロ

6. 異臭の事例

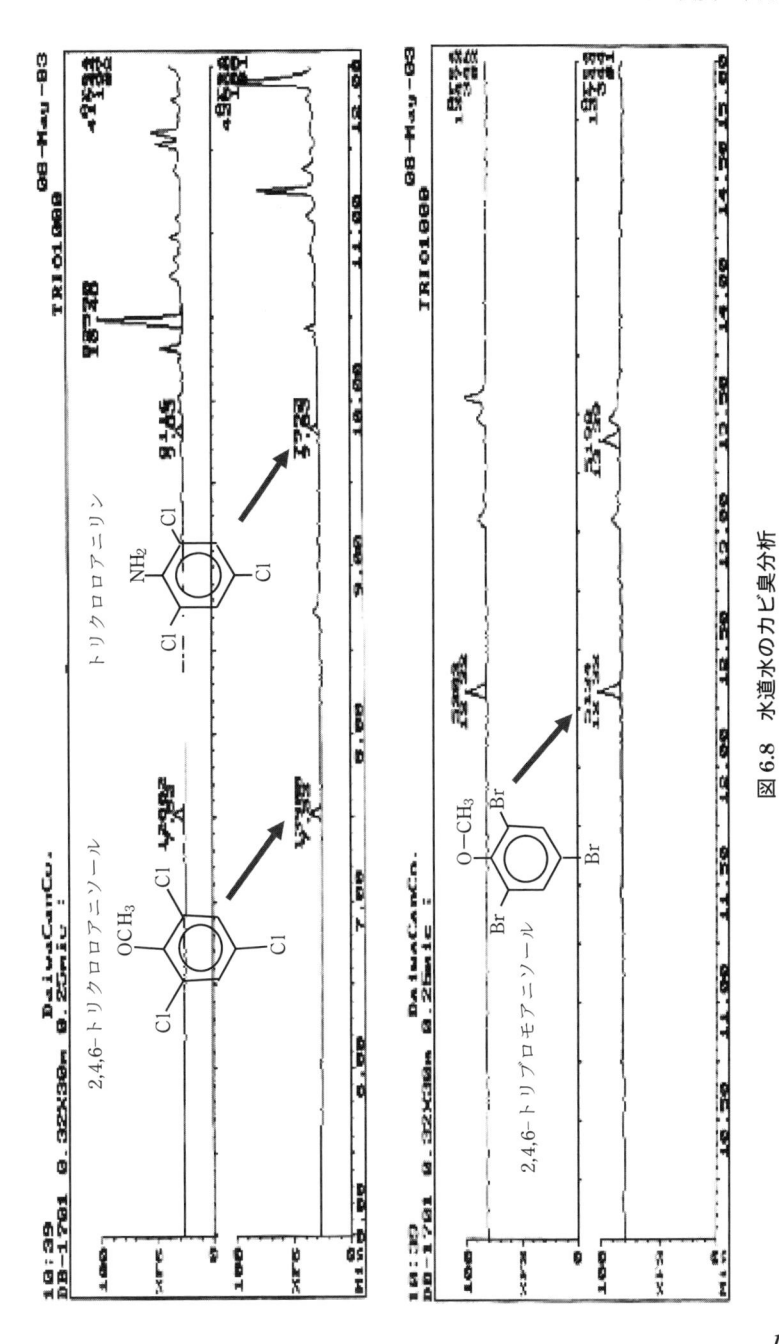

図6.8 水道水のカビ臭分析

図 6.9　木のカビ臭

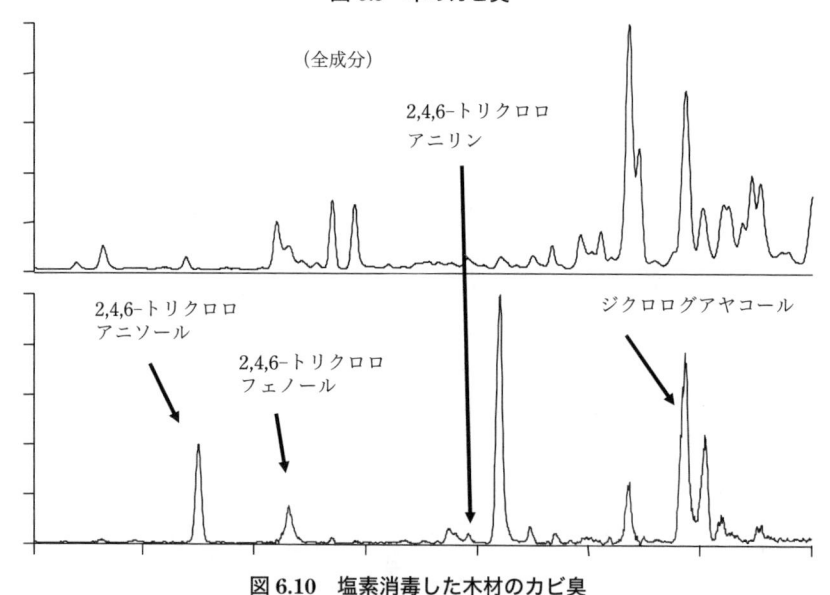

図 6.10　塩素消毒した木材のカビ臭

ログアヤコールが検出されたのである。驚いたことに、検出された物質が塩素消毒した木材のカビ臭（図 6.10）と同じであった。この結果を酒造メーカーに報告した。

　その後、杜氏の方に状況を聞く機会があった。おそらく酒を絞るときに使

6. 異臭の事例

（全成分）

2,4,6-トリクロロアニソール

2,4,6-トリクロロフェノール

2,4,6-トリクロロアニリン

ジクロログアヤコール

図 6.11　日本酒のカビ臭

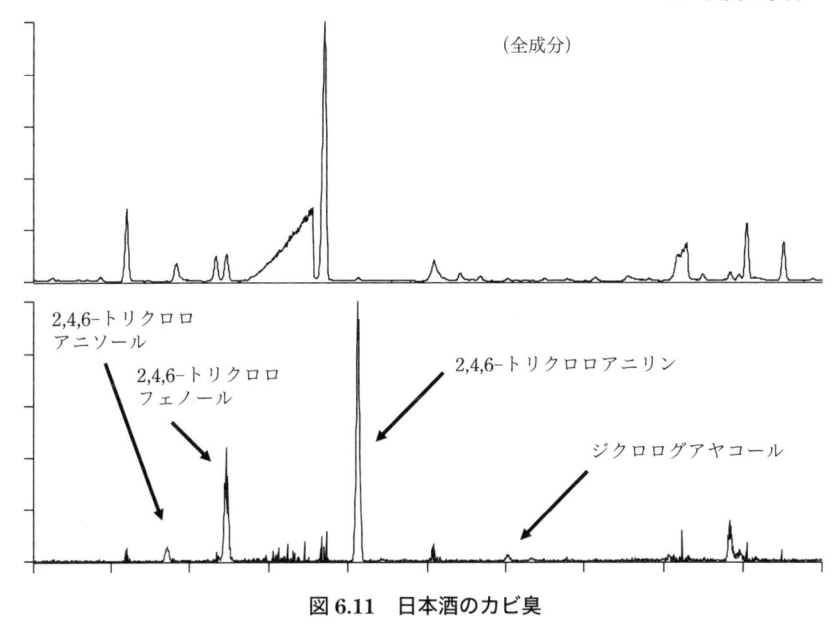

用した布、あるいは麹を製造するときに使用する箱の洗浄に、塩素系の洗剤を使用したのかもしれないという話であった。

● ワインのカビ臭

　同様に、ワイン業界においてもカビ臭は非常に有名である。コルク臭（cork taint）と呼ばれ、世界中のワイン業界に大きな損失を与えている。コルク臭はワインのコルク製造過程での塩素消毒により、図 6.9 の経路でトリクロロアニソールが生成し、その汚染されたコルクで栓をしたことが原因となり、ワインにカビ臭を付けてしまうものである。

　最近、ワインの栓が合成樹脂製、あるいは金属製スクリューキャップになっているものを見かけることが多くなった。コルク原料供給の問題もあるが、主たる要因はこのカビ臭対策のためである。

　このことに関連して、事例を 1 つ取り上げる。

　海外のあるワインメーカーのワインを試飲したとき、カビ臭を感じた。原因究明のために同じ銘柄のワインの樽を入手し、分析した。**図 6.12** は、ワインの熟成樽を分析した結果である。

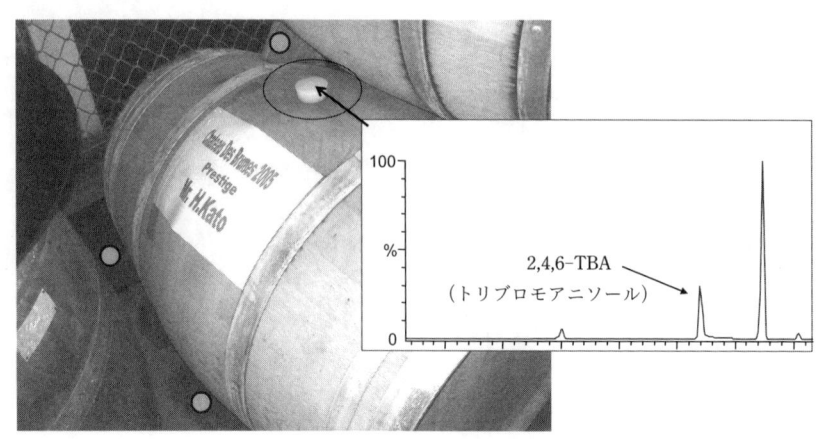

図 6.12 ワインのカビ臭

　分析してみると、トリブロモアニソールが検出された。幸い、樽の中のワインにまでは被害が及んでいなかった。しかし、樽の栓に使用されていたシリコーン栓からもトリブロモアニソールが検出された。シリコーン栓は非常に臭いを取り込みやすい性質があるので、注意されたほうがよい。
　ワインのカビ臭は、樽が置かれていた貯蔵庫が発生原因ではないかと考え、倉庫で使用されている木製材料のサンプルを入手し、分析した。すると予想した通り、樽の枕木に使用されていた木や、樽保管用の囲いに使用されていた木材からトリブロモアニソールが検出された。これは、それらの木材に防腐剤が使用されていたことが原因と推定される。
　食品を扱う工場では、木製のパレット、あるいは原材料、製品などを保管している場所における木材には、このようなリスクが潜在的にあることを是非認識してほしい。少なくとも、木製パレットは使わないようにすることをお勧めする。また、包装容器を製造、販売している会社も注意されたほうがよい。
　以前、容器メーカーの方から「食品製造会社から容器の保管、輸送に木製パレットは使用しないように注意されたが、本当にそうしなければならないのでしょうか？」との相談を受けた。それに対し、前述のような理由を説明し、「是非、そうしてください」とアドバイスをしたが、食品製造会社ではそれほど異臭に気をつかっているのである。

6. 異臭の事例

● 缶飲料の消毒臭

次は、カビ臭と並び多くのクレームとなる消毒臭（カルキ臭）についてである。図 6.13 は、缶飲料で消毒臭がするというクレームがあり、その缶飲料を分析した例である。

分析結果を見てみると、典型的な消毒臭物質である 2,4-ジクロロフェノール、2,6-ジクロロフェノールが同定されている。閾値の低い 2,6-ジクロロフェノールが量的に多く検出されているので、主たる原因物質は 2,6-ジクロロフェノールである。原因はおそらく、充填装置の殺菌洗浄の残液によるものと推定される。

● 電化製品に使われている樹脂の異臭

次に、図 6.14 は電化製品に使用されている樹脂を分析した例である。

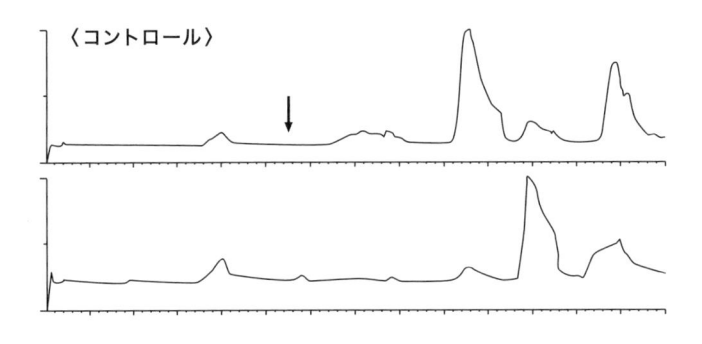

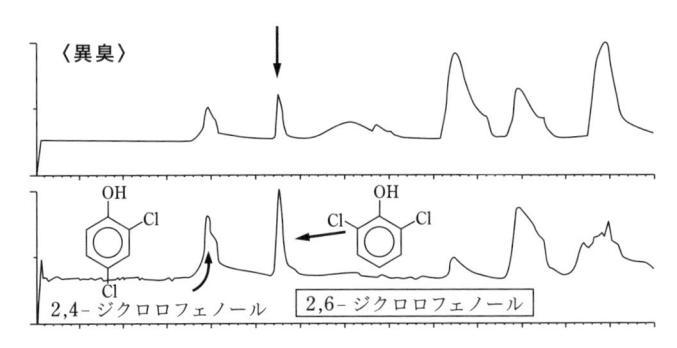

図 6.13　缶飲料中の消毒臭

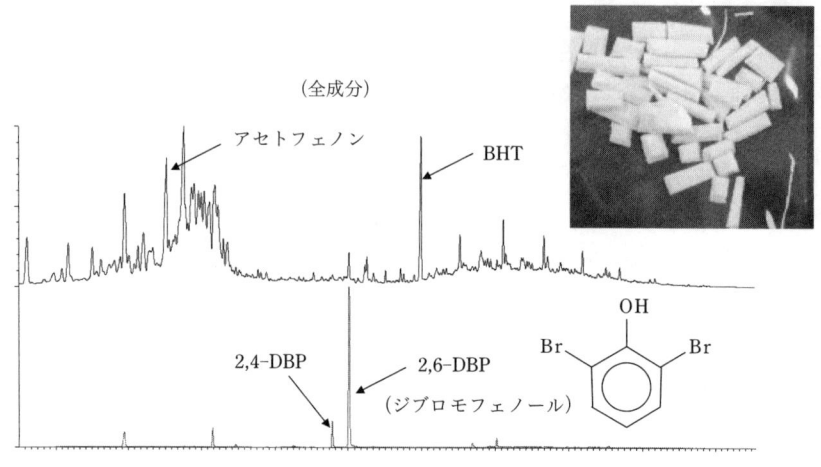

図6.14　電化製品の樹脂の臭い

　多くの電化製品では、躯体や内部の基板に多くの樹脂が使用されている。読者の方は回りの電化製品で、何か臭いを感じたことはないだろうか。例えば、オフィスで新製品のパソコンやコピー機などが使用中に高温になり、樹脂が焼けたような臭いがすることがある。それは、3.4節の消毒臭の例で示した、ジブロモフェノール（DBP）の臭いである。なぜこのような臭いがするのであろうか？

　理由は、樹脂中の難燃剤にある。電化製品は使用中高温になるため、火災予防対策として製品中の樹脂に難燃剤が添加されている。**図6.15**に、ジブロモフェノールの発生原因を示した。

　難燃剤は、臭素化ビスフェノールAを成分として、エポキシ樹脂の中に添加され、電化製品の素材として使われている。この図からわかるように、ジブロモフェノールは臭素化ビスフェノールAの片割れ（破線の円で示した部分）が分解してできた物質である。まだ新しい機器は、使用中の高温により臭素化ビスフェノールAが気化してジブロモフェノールを生成する。この、分解生成物であるジブロモフェノールは閾値が低く、微量でも異臭と感じる。

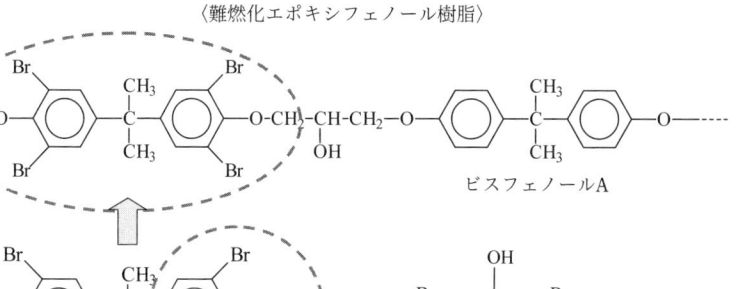

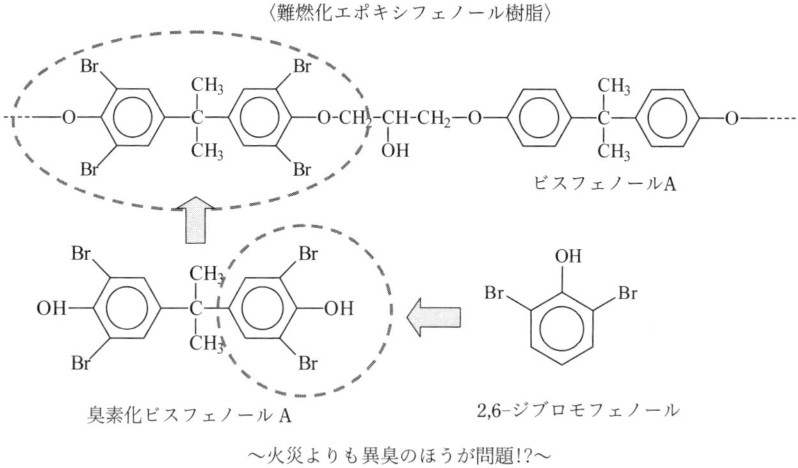

6. 異臭の事例

〈難燃化エポキシフェノール樹脂〉

臭素化ビスフェノールA　　2,6-ジブロモフェノール

～火災よりも異臭のほうが問題!?～

図 6.15　難燃剤の化学式

話が少し変わるが、よく魚介類の異臭クレームに、消毒臭がするというものがある。分析の結果、ジクロロフェノールが検出されれば、加工工場で使用されている消毒剤の残留が疑われる。しかし、ジブロモフェノールが同定される場合がある。臭素系の消毒剤を使用していないのに、なぜそのような物質が見つかるのか、不思議な話である。

実は、これは自然界のいたずらで、魚介類が餌にしていた海藻類が原因なのである（**図 6.16**）。

海藻は、海水中の臭素を利用[18)]してブロモフェノールを代謝物として産

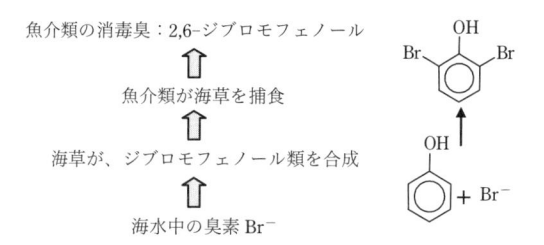

魚介類の消毒臭：2,6-ジブロモフェノール
⇧
魚介類が海草を捕食
⇧
海草が、ジブロモフェノール類を合成
⇧
海水中の臭素 Br^-

ジブロモフェノール：海草が自分の体を守るため合成
極微量だと潮の香り

図 6.16　魚介類の異臭の謎

生し、身の回りを覆うことで細菌類から自分の身を守っている。そして、魚やエビなどが海藻を食べると、魚介類の体内にジブロモフェノールが蓄積していく。さらに、それらの魚介類を人間が食べたとき、ジブロモフェノールを消毒臭として感じることになるのである。

製造工程で何か問題を起こしたのでも、保管貯蔵で臭い移りを起こしたのでもなかったのである。異臭によって食物連鎖を体験することになるとは、何とも自然の粋な計らいである。

● 漬物の消毒臭

次も消毒臭であるが、漬物で起きた例である。図 6.17 をご覧いただきたい。

分析の結果、2,4-ジクロロフェノールのピークと 2,6-ジクロロフェノールが検出された。しかし 2,4-ジクロロフェノールのピークのほうが著しく高いので、消毒臭の原因物質は、2,4-ジクロロフェノールであると考えられる。しかしながら、なぜこのように高い濃度のジクロロフェノールが検出されたのであろうか。この場合、農薬の分解生成物である可能性が高いと考えられた。

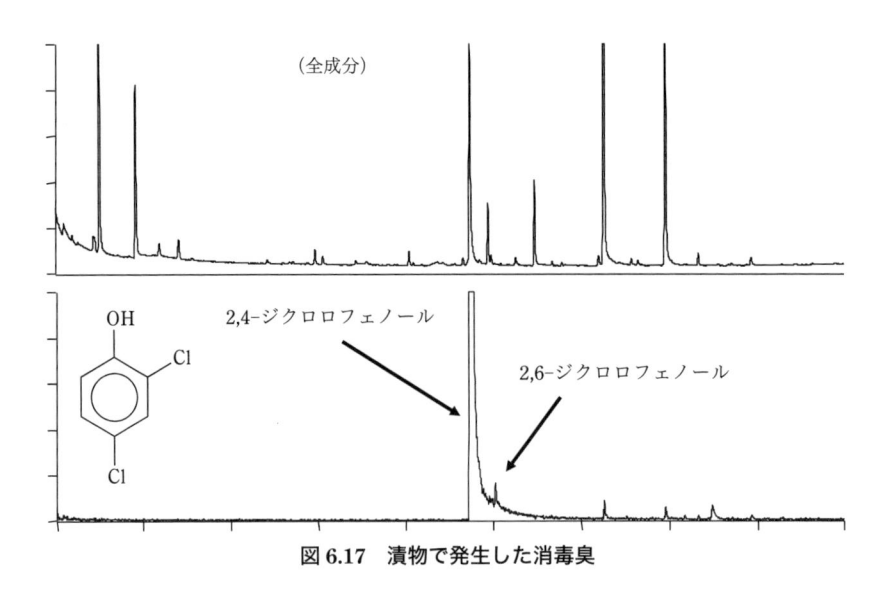

図 6.17　漬物で発生した消毒臭

6. 異臭の事例

　残留農薬のポジティブリストから、この商品に使用された可能性のある農薬を調べてみたところ、その農薬はプロチオフォスではないかと考えられた。リンと酸素の結合が切れて2,4-ジクロロフェノールとなることが推測されるのである（図 6.18）。農薬の毒性より異臭が問題となってしまった例である。

　次も農薬による異臭であるが、イオウ系の農薬で発生した例である。この例は、コンテナー輸送時に臭いが荷物に付いてしまったものである。図 6.19 が分析結果である。

　異臭物質は、ジメチルトリスルフィドとジメチルテトラスルフィドであっ

〈プロチオフォス（トクチオン）〉　　2,4-ジクロロフェノール

〜農薬の毒性よりも異臭のほうが問題!?〜
図 6.18　農薬の分解による異臭発生

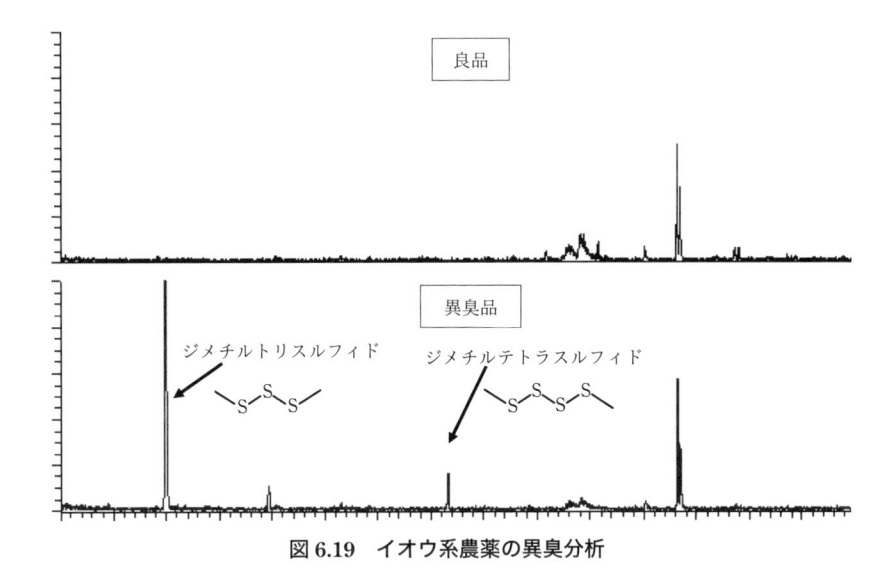

図 6.19　イオウ系農薬の異臭分析

た。分析後、問題のコンテナーに積まれていた荷物を過去のものにまで遡って洗い出し、調査した。

原因は、過去にイオウ系の農薬が積まれていたためであった。分析したところ、同定された異臭物質はイオウ系の主成分ではなく、その分解生成物であった。農薬臭が残っているコンテナーと、原因となった農薬の臭いを嗅いでみると、同じ臭いであった。

これまでの例でもわかるとおり、農薬そのものの臭いというより、分解生成物、あるいは不純物などが異臭の直接原因になることが多い。それらはいずれも極微量であっても異臭となってしまうことがあるので、気をつけてほしい。

● **輸入段ボールの異臭**

現在では、食料品、日用品、電化製品など、海外から輸入されるものが格段に多くなった。その中で、輸送や保管に欠かせないものが段ボールである。図 3.8（p.66）でも紹介したが、意外にこれが異臭の原因となることがある。**図 6.20** に輸入段ボールを分析した例を示した。

段ボールは古紙を利用して製造されるが、その古紙が過去、どのようなものに使用されていたものなのか履歴がわからない。そのため、驚くほどくさい臭いの段ボールに出くわすことがある。特に段ボールの中芯（波目の部

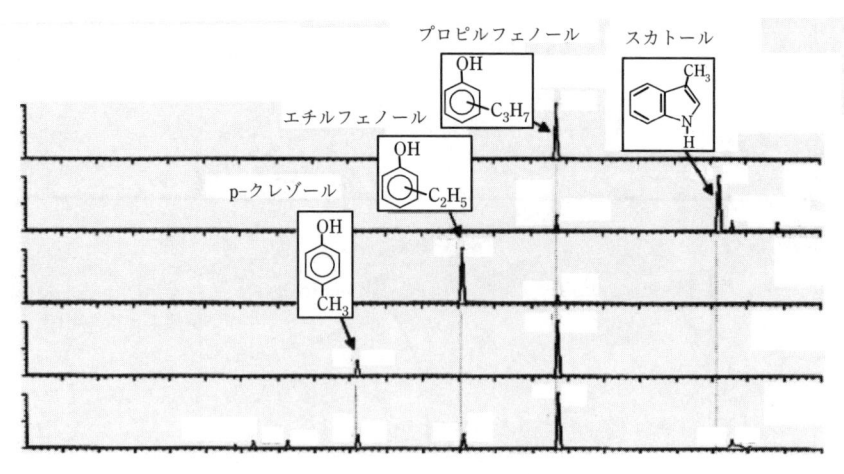

図 6.20　段ボールに付いた異臭の分析

6. 異臭の事例

分）が原因である場合が多い。

この例では、獣臭と感じるクレゾール、糞便臭と感じるスカトール、エチルフェノール、プロピルフェノールなどが検出されている。それらが検出された場所も、段ボールの中芯であった。

別の例では、輸入した食品から糞便臭がしたということで調べてみると、段ボールに原因があることがわかった。さらに、その段ボールの製造過程を追跡していくと、原料として家畜のための敷き藁が用いられていたという。この例は原因がわかったので幸運であったが、海外製品の場合、このような原因究明はほとんどできないことが多い。したがって、原因究明も大切であるが、日頃から身の回りにある包装資材の臭いについても注意を向けて、「いつもと違う」「何か変だ」という感覚を身につけてほしい。

● フィルム容器の異臭

次の例は、フィルム容器の加工に関係する異臭である。図 6.21 に、その分析例を示した。

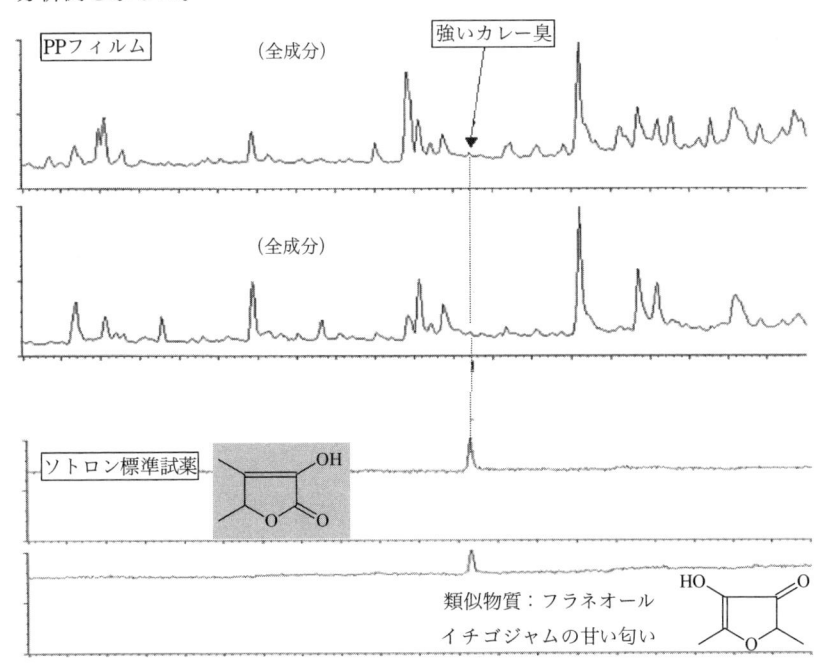

図 6.21　フィルム容器の異臭の分析

異臭の原因物質はソトロンという物質で、カレーの臭いとして知られている。チャートの上段にある非常に小さなピークが見えるであろうか？ このピークが、ポリプロピレン（PP）フィルム中にわずかに検出されたソトロンである。閾値は 1 ppt と非常に低い。4.2 節ですでに紹介したが、この物質は PP フィルムの表面を加工（コロナ処理）したときに発生するものである。

● 紙容器・紙製品のカビ臭

もう 1 つ、紙容器、あるいは紙製品のカビ臭について紹介したい。図 6.22 は飲料用紙容器から検出されたカビ臭で、図 6.23 は紙のパッケージで検出されたカビ臭の分析例である。ともに臭いの原因は、カビ臭物質として今まで何度も出てきた 2,4,6-トリクロロアニソール（TCA）である。

なぜここで 2 つの紙製品の例を出したか、おわかりであろうか？ 図 6.22 では 2,4,6-トリクロロアニソールのみが検出されており、一方、図 6.23 では 2,4,6-トリクロロアニソールのほかに 2,4,6-トリクロロフェノール（TCP）が一緒に検出されている。この違いが異臭原因究明の手がかりに

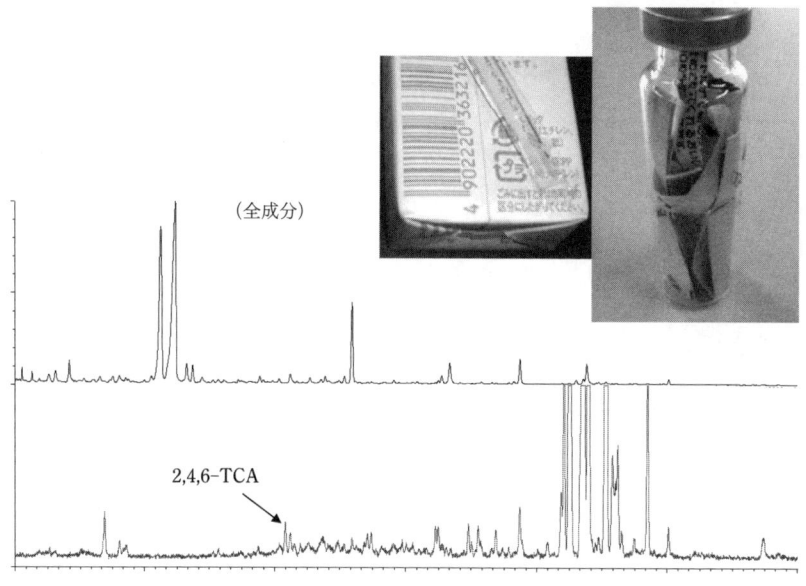

図 6.22　飲料用紙容器のカビ臭の分析

6. 異臭の事例

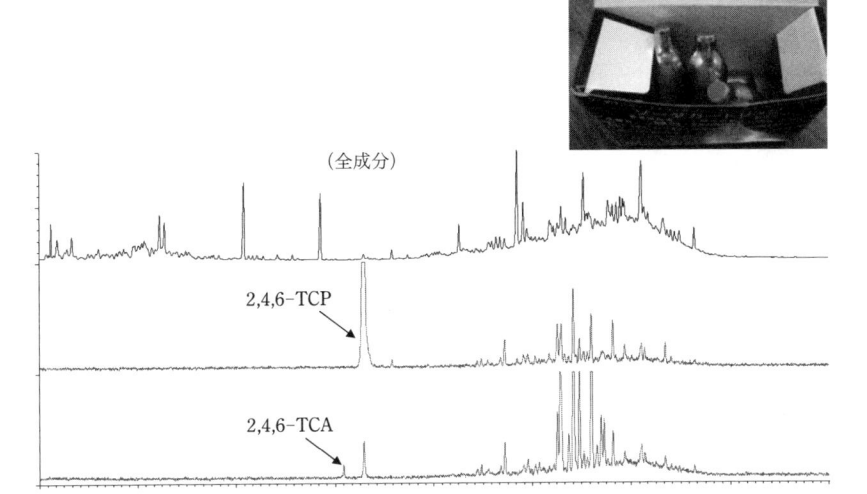

図6.23 紙製品のカビ臭の分析

なっているのである。

図6.22の飲料用紙容器の場合は、アニソールのみが検出されたということから、どこかでアニソールが付着した可能性が高い。つまり、保管時か輸送時に付着した可能性が高い。一方、図6.23の紙製品の場合は初めから紙製品にトリクロロフェノールが存在し、それが2,4,6-トリクロロアニソールに変化したと考えられる。つまり、原料である紙自体が原因と考えられるのである。

このように、分析結果を注意深く見ることによって原因究明が可能となる。

● 押入れのカビ臭

次は、住まいの異臭についてである。まずは、筆者の押入れのカビ臭を分析した結果を図6.24に示した。

特にカビが生えているわけではないが、カビ臭がしていた。そこで、押入れに敷いていたすのこ（木製）を分析してみると、2,4,6-トリクロロフェノール（TCP）と2,4,6-トリクロロアニソール（TCA）、2,4,6-トリブロモフェノール（TBP）と2,4,6-トリブロモアニソール（TBA）が検出された。押入れの中の布団や毛布などの寝具類、あるいは非常用に保存している飲料、

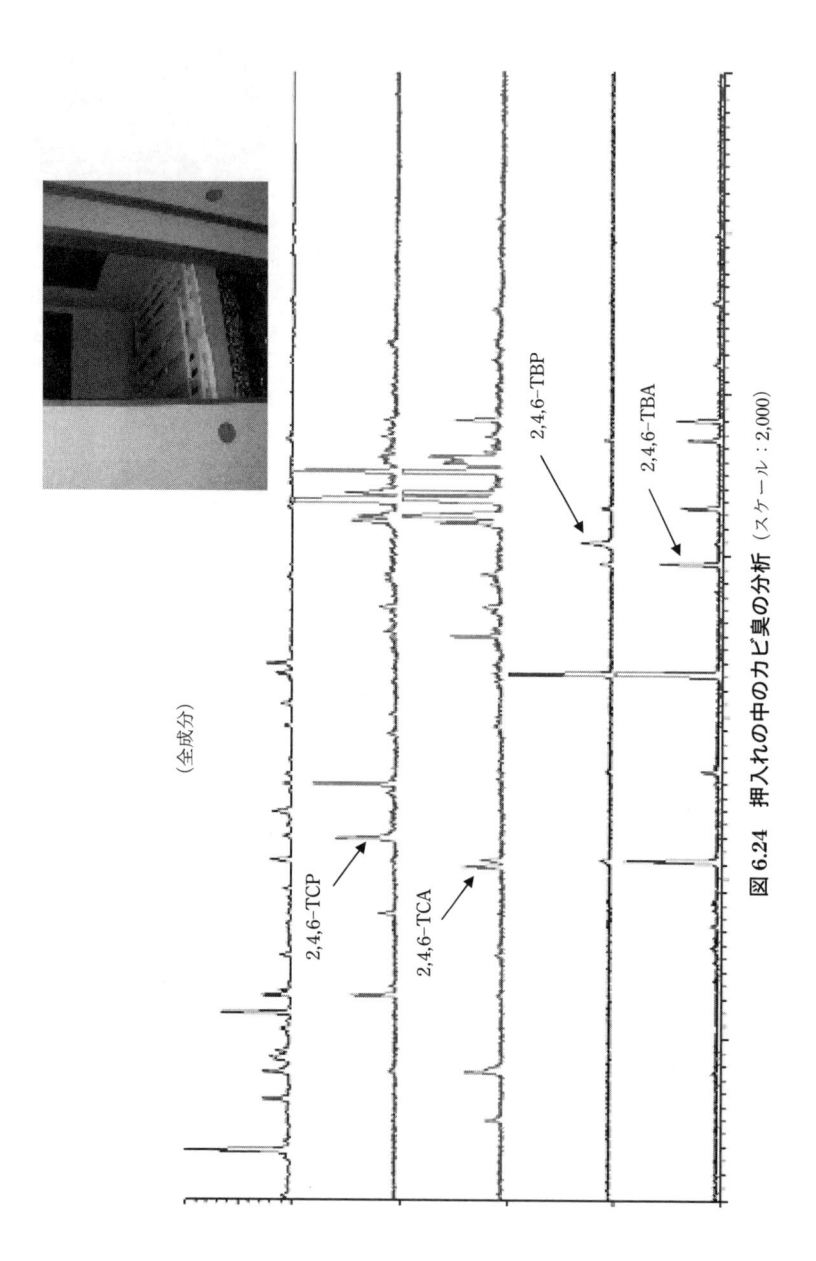

図 6.24 押入れの中のカビ臭の分析 (スケール：2,000)

食品などがこの臭いに汚染されていることは明らかである。このように、ごく身近なところに異臭物質は存在している。

● **新築マンションの異臭**

もう1つは、新築マンションの異臭についてである。この例は、マンションを購入して住み始めたところ、家族の一人が家の異臭に敏感に反応してしまい、住めなくなってしまった。そのため近所に別な家を借り、せっかく購入したマンションを1年以上空けた状態にせざるをえなかったという。この間自分達で消臭剤を購入したり、施工会社に対策を頼んだりしたが、適切な改善がなされぬまま時間だけが過ぎていった。

そこで、どのような物質が家の中にあるのか知りたいということで、筆者たちに分析依頼があった。すでに施工会社では、国が指針を出しているシックハウス関連の化学物質は測定しており、それらについては「基準値として問題のないレベル」と報告されていた。したがって、施工会社としては何も問題はなく、保証や改修には応じにくいという考えであった。我々の分析結果を、**図 6.25** に示す。

この結果を見ると、実にさまざまな化学物質が部屋の空間に存在していることがわかる。予想していたとおり、カビが生えればカビ臭として臭う2,4,6-トリクロロアニソールも検出された。部屋の各所を嗅いで回ったが、壁の裏に使われている木材、および配電盤がある部分から強い化学薬品臭を感じた。これらはおそらく、壁裏などに使用された輸入木材か配線工事で使われた電線被覆材に原因があるものと推察された。

現在のマンションは気密性がよく換気が難しいため、なかなか室内の臭いが抜けない。臭いの発生源がある限り、すぐに解決することは難しい。部屋を暖房器具で暖めて気化を促し、部屋の窓をすべて開けて換気を繰り返し行うことを試してみるようアドバイスした。

我々は食品などに異臭があると、製造業者にすぐクレームを付ける。一方、食品より高額な電化製品、さらに高額な住まいで発生している臭いについては、そのうち消えるだろう、無くなるだろうと我慢してしまうことが多いように思える。

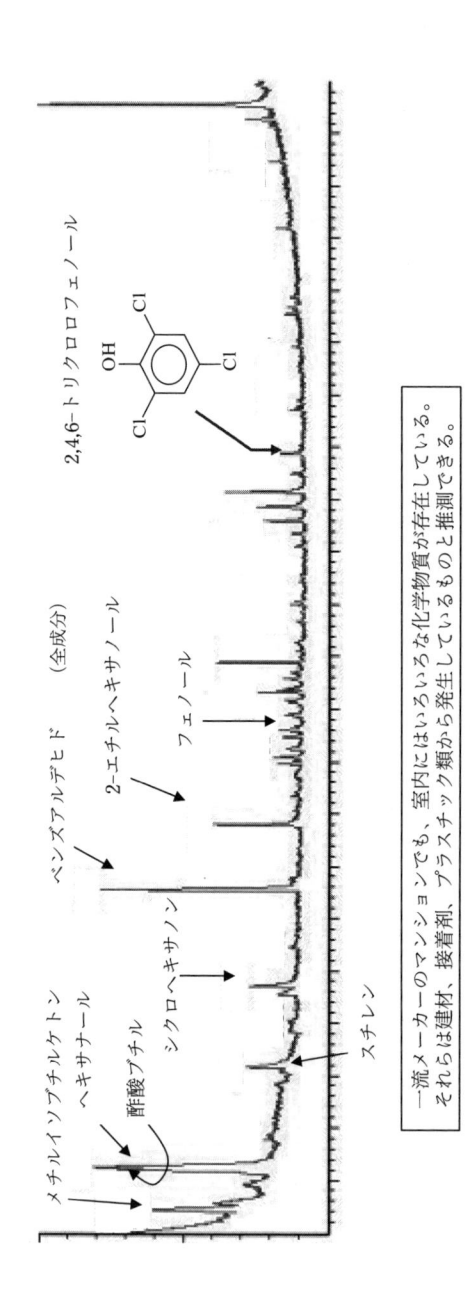

図6.25 新築マンションの異臭の分析

一流メーカーのマンションでも、室内にはいろいろな化学物質が存在している。それらは建材、接着剤、プラスチック類から発生しているものと推測できる。

しかし、もっと敏感になっていいのではないか、もっと業者に訴えてもよいのではないかと思う。たしかに、食品は食べれば体内に入り、お腹をこわしたり、すぐに具合が悪くなったりする。しかも不特定多数の人がそれを購入するため、影響を受ける人数が非常に多い。

これに対して臭いは化学物質であり、目に見えない。しかし、化学物質が部屋に存在していれば、鼻や口から摂取することになる。そして、たとえ微量であっても、そこに住んでいれば長期間にわたって摂取することになるのである。もう少し身の回りの環境について、臭いの面からも注意を払うべきと思う。

● **海外輸入品の異臭**

6.2 節で、保管と輸送での異臭事故が多いことを述べたが、次に紹介するのは海外輸入品の異臭の例である。しかも、運よく原因究明ができた事例である。

まずは、海外から輸入された加工豚肉である。この事例では、輸入された冷凍加工肉が店頭で販売され、お客さんが肉を食べたところ、消毒臭のような臭いがするということで問題となった。すでに国内の倉庫に大量に輸入されており、早急に原因と対策を調査する必要があった。そこで筆者たちに異臭分析の依頼があったのだが、どのロットのものから異臭がしているのか、かなり多くのものを検査する必要があった。どのような異臭物質が検出されたのか、図 **6.26** を見ていただきたい。

異臭品からは、オルソクレゾールと 6-クロロ-オルソクレゾールが特徴的に検出された。異臭の原因物質は、これらの物質であった。ただし、この物質がどこで混入したかが問題である。これらの豚肉は、海外の工場で加工されて箱詰めされた後、冷凍コンテナーで日本に輸入されている。

そこで、箱詰めされた肉を送ってもらい、どの部分で消毒臭がするのか、丁寧にそれぞれの部分の臭いを嗅いでみた。

なぜこのような作業が必要なのかというと、原因究明に必要な情報を得るためである。もし外箱の表にその臭いが強いのであれば、原因は保管や輸送の問題となる。あるいは中敷のポリシートが原因であれば、これを入手した経路、およびこれを使ってラッピングした場所の問題となる。肉そのもので

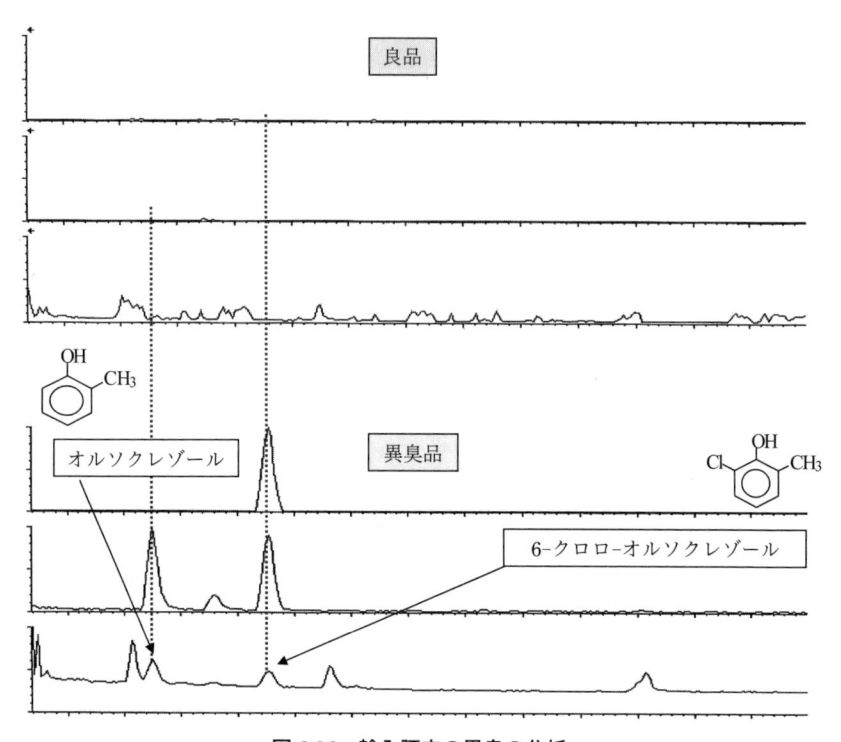

図 6.26　輸入豚肉の異臭の分析

あれば、加工過程が問題となる。大量の検体をいちいち分析にかけていたのでは、時間がいくらあっても足りない。人間の鼻で確認していくことは非常に効率的なのである。

図 6.27 に、その官能評価の結果を示した。図で示したように、外箱、中に敷かれたポリシート、肉の、それぞれの部分のにおいを嗅いで異臭の発生部分を特定していった。その結果、肉そのものに臭いが強くついていることが判明した。

これらの結果を踏まえ、肉に何か薬品が付着したことが原因であることを依頼者に連絡した。依頼者はすぐ、肉の加工工場で使用されているすべての薬品類のリストを入手し、その中に臭い物質と同じような成分が入っている

6. 異臭の事例

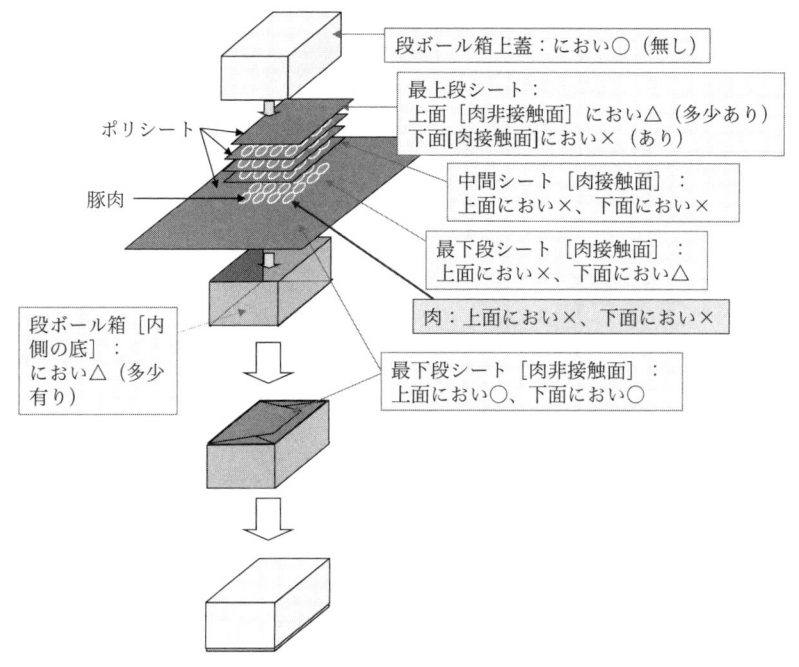

図中ラベル:
- 段ボール箱上蓋：におい○（無し）
- 最上段シート：上面［肉非接触面］におい△（多少あり）下面［肉接触面］におい×（あり）
- ポリシート
- 豚肉
- 中間シート［肉接触面］：上面におい×、下面におい×
- 最下段シート［肉接触面］：上面におい×、下面におい△
- 肉：上面におい×、下面におい×
- 段ボール箱［内側の底］：におい△（多少有り）
- 最下段シート［肉非接触面］：上面におい○、下面におい○

図 6.27　異臭豚肉の官能評価

薬品があるか調べてほしいと、再度依頼があった。その結果、加工工場で使用されている薬品には異臭と同じにおいに該当する物質はないことが判明した。

依頼者はこの結果に納得しなかった。さらに流通を遡って原因があるのではないかと、牧場まで足を運んだのである。そして、ある薬剤がそこで使われていることを突きとめた。その薬剤は、牧場から加工工場へ家畜を移動させるとき、家畜が興奮しないよう体にふりかけるものとのことであった。その薬剤を入手し、成分を確認した結果が、**図 6.28** である。

この薬剤を分析したところ、オルソクレゾールと 6–クロロ–オルソクレゾールが成分として検出された。薬剤の臭いも、異臭品の肉の臭いと同じであった。

輸入加工豚肉の異臭の原因は、牧場で使われていた薬剤だったのである。当然のことながら、輸入加工豚肉はすべて廃棄処分となる。

133

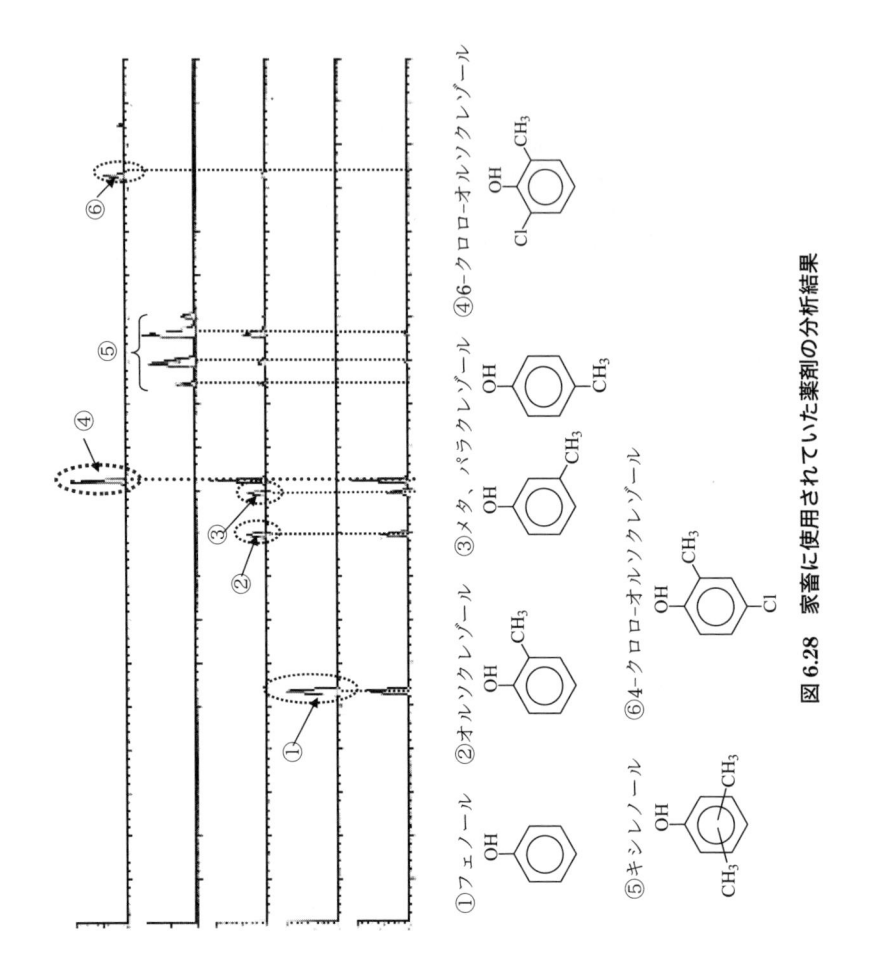

図 6.28 家畜に使用されていた薬剤の分析結果

①フェノール ②オルソクレゾール ③メタ、パラクレゾール ④6-クロロ-オルソクレゾール ⑤キシレノール ⑥4-クロロ-オルソクレゾール

依頼会社にとって、この異臭事例の処理にかかった時間、労力、費用は非常に大きなものであったはずである。こちらとしては、依頼者の真剣な態度に、原因を究明することで何とか応えることができ、異臭分析をやっていてよかったと思った案件である。

● 輸入穀物の異臭

次の例は、海外から輸入した穀物類の事例である。原材料を海外から輸入している企業からの依頼であった。

海外から輸入した原料穀物を国内の工場で加工した後、国内で販売された

134

が、購入した消費者から、食べたときに石油臭いにおいがするというクレームがあって判明したという。異臭の原因物質がどのようなもので、どこで発生したのか知りたいという依頼であった。図 6.29 にその分析結果を示した。

異臭品と正常品の違いは、破線の囲み部分にあった。たしかにこの部分で石油臭がしている。この破線の囲み部分がどのような物質であるか、2 つの石油製品と比較して確認した。1 つは軽油、もう 1 つは灯油である。図 6.30 が同定した結果である。

これを見ると、ピークが軽油のそれと類似しており、軽油が原因物質であることが判明した。依頼者に報告したところ、この軽油がどこで付着したのか調査してほしいと再度依頼があった。そこで、異臭品と同じロットのものを送ってもらった。

その穀物は布袋に梱包されており、明らかに袋の表から石油臭がしていた。そこで、この部分を分析してみたところ、同じく軽油の成分が検出された。

原因物質が軽油ということは判明したが、問題はこの軽油がどこで付着したかである。依頼者は、日本で付着したのか、あるいは輸入先で付着したのか知りたいとの要望であった。

そこで注目したのが、軽油中の硫黄化合物である。日本の石油精製会社各社は深度脱硫という技術を用い、2005 年に硫黄化合物の含有量を 10 ppm 以下とする、軽油の低硫黄分化を実現している。したがって、国内市場に出回っている軽油は、サルファーフリー軽油（硫黄分 10 ppm 以下）となっている。また、軽油中に多く含まれている硫黄分は、ベンゾチオフェン誘導体という化合物として存在しているので、日本で流通している軽油の中にはベンゾチオフェン類化合物はほとんど含まれていないということになる。

このような事実をもとに、ベンゾチオフェン類化合物を指標として、穀物袋から抽出した軽油成分と、国内販売されている軽油製品を比較した。結果は図 6.31 を見ていただきたい。

想定したとおり、日本の軽油からはベンゾチオフェン類化合物は検出されず、穀物袋からは検出された。このことから、少なくともこの袋の軽油は海外で付着した可能性が非常に高いと言える。おそらく、穀類の輸送や保管の過程で、例えば地面や床にこぼれていた軽油の上に置かれたのかもしれない。

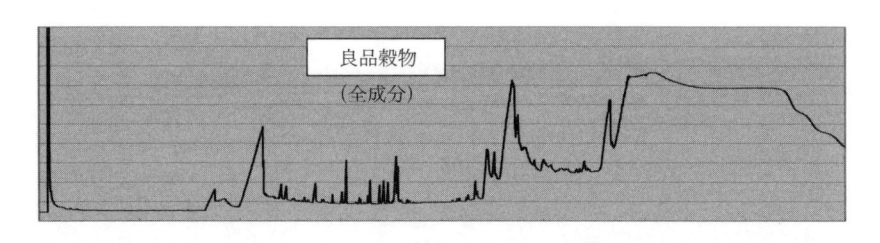

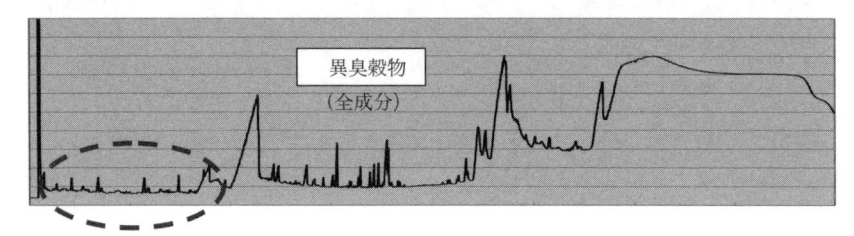

図 6.29 異臭のする輸入穀物の分析結果

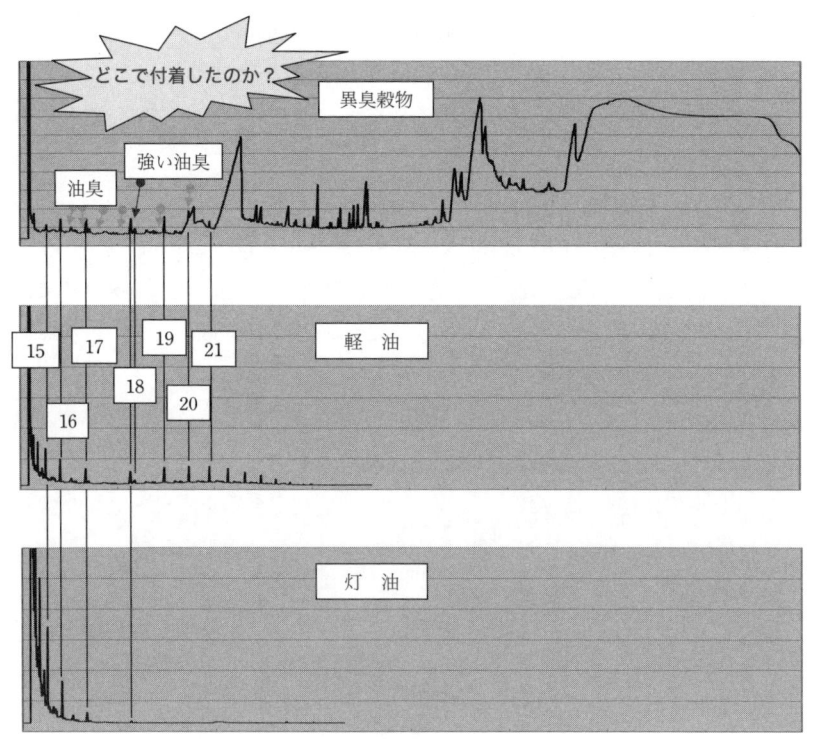

図 6.30 異臭穀物の同定（軽油、灯油との比較）

6. 異臭の事例

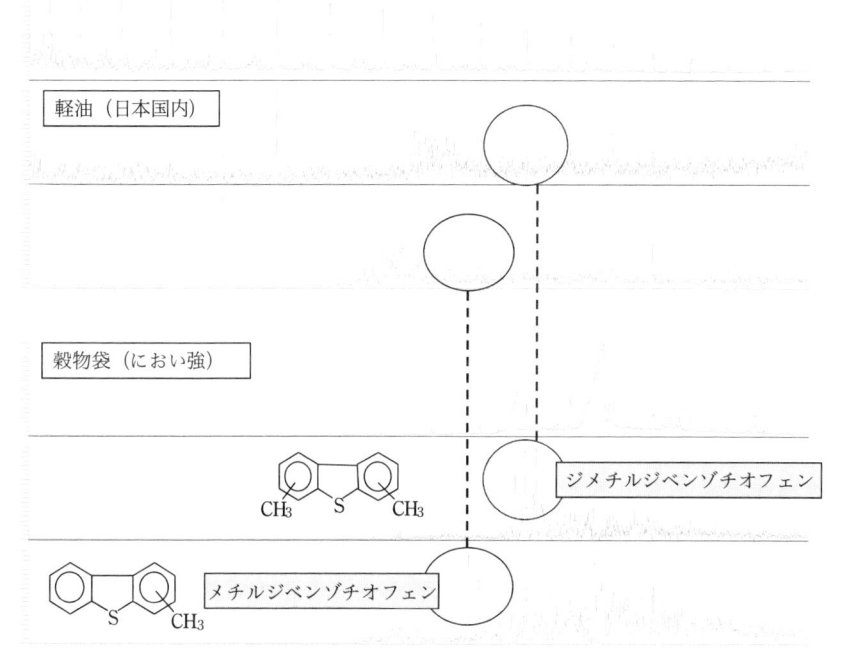

図 6.31 軽油成分の比較

● 輸入品のケミカル臭

最後の例は、海外から輸入された食品用粉体の異臭である。輸入後、日本の加工工場でその粉を使用したところケミカル臭がするということで、その原因究明のため筆者たちに分析依頼があった。

この検体は海外の工場で製造され、紙袋に入れられてコンテナーに積まれ、日本に送られてきたとのこと。その後、日本各地の加工工場に配送されて、今回のクレームが起きたようである。ケミカル臭の原因物質を**図 6.32** に示した。

分析の結果は、これまでひんぱんに出てきたおなじみの化学物質で、消毒臭としてよく知られている2,4-ジクロロフェノール、2,6-ジクロロフェノールであった。なぜこのような物質が付着したのか、製造工程の問題か、あるいは保管・輸送の問題か、調査が始まった。

異臭品

（全成分）

2,4-ジクロロフェノール

2,6-ジクロロフェノール

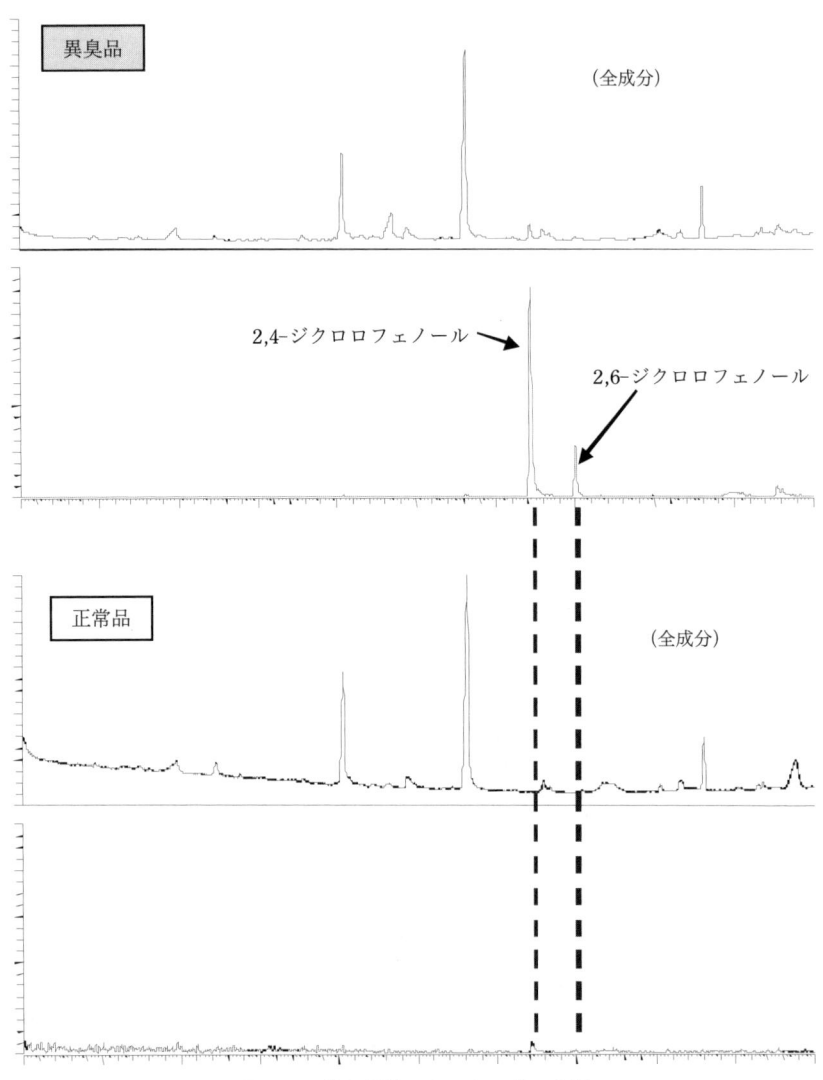

正常品

（全成分）

図6.32　輸入粉体のケミカル臭の分析

依頼者に調査していただいたが、製造工程では塩素系の消毒剤などは使用していないとのことであった。そこで次に、異臭が発生しているロットの追跡を開始したところ、問題の異臭品はすべてある1つのコンテナーから出ていることが判明した。そのため、問題のコンテナーの捜索がまた行われた。

6. 異臭の事例

　今回のケースは非常に幸運で、まだ日本にそのコンテナーがあるという情報が得られたので、早速現場に向かい、問題のコンテナーに対面した。

　コンテナーに近づいただけで消毒臭の臭いがし、扉を開けて中に入ると強烈な消毒臭であった。間違いなく、発生原因はこのコンテナーに付着している消毒臭であることがわかった。

　そこで、床の木の部分をわずかに削り、どのような成分が含まれているか同定した。その結果を**図 6.33** に示す。

　分析結果から、2,4-ジクロロフェノール、2,6-ジクロロフェノール、2,4,6-トリクロロフェノールが同定された。2,4-ジクロロフェノール、2,6-ジクロロフェノールの量的な関係についても異臭品のものと同じであり、原因究明ができた。

　コンテナーの中は、何か汚れたものがついているわけでもなく綺麗であった。しかし、臭いがひどかった。おそらくコンテナー内部の洗浄に塩素系の消毒剤などが使われたか、あるいは農薬などが以前積まれていたことが考えられたが、そこまでの履歴は追えなかった。

　このような事故を経験すると、いつも次のようなことを考える。コンテナーに荷物を入れるときに臭いを確認していれば、あるいは入荷したときにコンテナーの臭いを確認していれば…と。企業にとっては、そのような細か

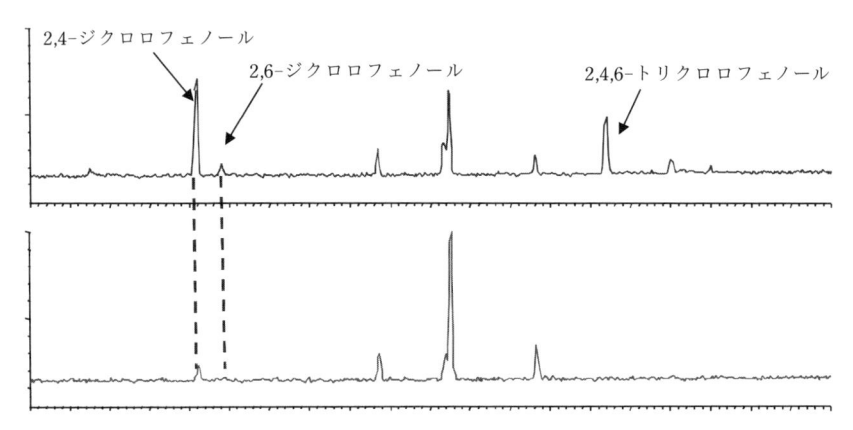

図 6.33　異臭コンテナーの床部分の分析結果
(上：コンテナー床の上層部、下：同、下層部)

いところに気を配ったり、人材を配置する余裕はないといわれるかもしれない。しかし、事故が起こった後の時間、労力、コスト、信用問題を考えれば、このような保管・物流における品質管理にもっと眼を向けてもよいのではないか、と強く思うのである。

　この章を終えるにあたり、異臭クレームが発生したときの対応について**表6.2**にまとめた。

表6.2　異臭クレームへの迅速な対応のために

「異臭クレーム対応」
―素早い解決への必須条件―

1) 異臭をよく知る
　・異臭物質の臭いを記憶する
　・発生のメカニズムを理解する
2) 最新の分析機器を使いこなす
　・異臭物質がわかっていれば、簡単
　・高感度に分析が可能なものもある
3) 異臭分析の専門家を利用する
　・素早い分析が可能である
　・分析のノウハウを知ることができる

おわりに

　敵（異臭）を知り、己を知る（自分の分析機器を使いこなす）ことがまず大切である。また、わからなければ早く専門家にアドバイスをもらうことが必要であろう。クレーム対応の基本は「スピード」である。

　においは体験しなければ身につかない。筆者もこれまで本、文献などから、さまざまなにおいの表現と、それに対応する物質について知識を得てきた。

　ある分析をしていたときのことである。探していた臭いのピークに遭遇した。それは山形名産の駄々茶豆、あるいはポップコーンのような臭いであった。物質を同定してみると 2-アセチル-1-ピロリンというものであった。その後、何気なく昔のノートを見ていたところ、この物質に関する記載があり、そこには、物質名、構造式およびこの物質に関するにおいの特徴が書かれていた。それには「ポップコーンのようなにおい」とあった。自分の頭の中には記憶されていたはずではあった。しかし、その時はにおいとの関係付けがされていなかったために、思い出すことができなかったのである。ここでも、教訓 6「百聞は一嗅ぎに如かず」を思い知らされたのである。

　においは目に見えず、すぐに消えてしまうものであるが、長く記憶にとどまるものもあり、時としてそれが呼び覚まされることがある、何とも奥深く、興味の尽きないものである。悪いにおいを生業としている者ではあるが、においの良し悪しに関係なく、その不思議な世界に飽くなき魅力を感じる。

　においの世界は未開拓のフロンティアであるが、この書が、においの世界の一端を読者に垣間見させることができたとすれば、著者として幸せこの上ないものである。

* **参考文献**

1) 川崎通昭,堀内哲嗣郎:嗅覚とにおい物質　pp.3-8（社団法人臭気対策研究協会,2000）
2) 鈴木教世:臭覚の科学—においを感じるしくみ　pp.20-27（食品と容器　Vol.50 No.1,2009）
3) 渋谷達明,市川眞澄:匂いと香りの化学　pp.4-17,pp.23-70,pp.81-93,pp.99-134（朝倉書店,2007）
4) 森　憲作:脳のなかの匂い地図（PHPサイエンス・ワールド新書,2010）
5) 倉橋　隆:嗅覚マスキングの分子機構解明と新規マスキング剤の検索・開発・設計への指針　pp.46-50（AROMA RESEARCH Vol.10 No.3,2009）
6) "The Nobel Prize in Physiology or Medicine 2004" Nobel Prize. Org.　http://nobelprize.org/nobel.prizes/medicine/laureates/2004/press.html
7) "How Smell Works"　Sarah Dowdey　http://health.howstuffworks.com/smell.htm/printable
8) 池谷裕二:単純な脳、複雑な私　p.227（朝日出版,2009）
9) M. J. Saxby:Food Taints and Off-Flavours　pp.1-40（BLACKIE ACADEMIC & PROFESSIONAL,1996）
10) Satoshi Yoshida et al.:Lipids (2008) Vol.43 pp.361-372
11) Harry T. Lawless et al.:Chem. Senses (2004) Vol.29 pp.25-33
12) エイヴリー・ギルバート:匂いの人類学　p.112（ランダムハウス講談社,2009）
13) 缶詰時報　Vol.74,1995　pp.86-92,pp.103-113　より作成
14) J.C.Brookes et al.:J.R.Soc. Interface (2009) Vol.6 p.83
15) （独）製品評価技術基盤機構　化学物質管理センター　http://www.safe.nite.go.jp/shiryo/yoriyoku.html
16) http://www.cyber.t.u-tokyo.ac.jp/~narumi/metacookie.html
http://gizmodo.com/5608457/meta-cookie-uses-virtual-reality-to-make-a-cookie-taste-like-anything-you-want
17) http://thesis.ceri.go.jp/center/doc/geppou/kankyou/0005608040.pdf
18) http://rms1.agsearch.agropedia.affrc.go.jp/contents/JASI/pdf/JASI/55-0458.pdf
19) 加藤寛之ら:口腔内で感じる鉄臭の生成場所　pp.41-50（缶詰時報　Vol.90 No.3,2011）

◆ におい物質と化学構造式 ◆

〈1章〉

2,4,6-トリクロロアニソール

2,3,4,6-テトラクロロアニソール

ペンタクロロアニソール

〈2章〉

1-オクテン-3-オン

アンモニア　　　　　　　　　　NH₃

ナフタレン

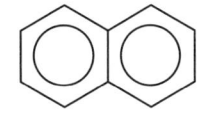

メチルメルカプタン	—SH
硫化水素	H₂S
硫化メチル	—S—
二硫化メチル	—S—S—
トリメチルアミン	⟩N⟨
アセトアルデヒド	—CHO
プロピオンアルデヒド	∕∖CHO
ノルマルブチルアルデヒド	∕∖∕CHO
イソブチルアルデヒド	(CH₃)₂CHCHO
ノルマルバレルアルデヒド	∕∖∕∖CHO

におい물質と化学構造式

イソバレルアルデヒド	(CH₃)₂CHCH₂CHO
イソブタノール	(CH₃)₂CHCH₂OH
酢酸エチル	CH₃COOC₂H₅
メチルイソブチルケトン	CH₃COCH₂CH(CH₃)₂
トルエン	C₆H₅-CH₃
スチレン	C₆H₅-CH=CH₂
キシレン	o-, m-, p-ジメチルベンゼン
プロピオン酸	CH₃CH₂COOH
ノルマル酪酸	CH₃CH₂CH₂COOH

名称	構造
ノルマル吉草酸	CH₃CH₂CH₂CH₂COOH
イソ吉草酸	(CH₃)₂CHCH₂COOH
エチルアルコール	CH₃CH₂OH
フェニルエタノール	C₆H₅CH₂CH₂OH
ジメチルエーテル	CH₃OCH₃
酪酸イソアミル	CH₃CH₂CH₂COOCH₂CH₂CH(CH₃)₂
酪酸メチル	CH₃CH₂CH₂COOCH₃
酢酸	CH₃COOH
蟻酸	HCOOH
o-クレゾール	CH₃C₆H₄OH

においもの物質と化学構造式

m-クレゾール

p-クレゾール

2,4-ジクロロフェノール

2,6-ジクロロフェノール

2,3,6-トリクロロアニソール

カルボン

ヌートカトン

ベンズアルデヒド

ベンジルアルコール

ジオスミン

2-メチルイソボルネオール

シトネラール
(ゲラニアールとネラールの混合物)

ゲラニアール　　　ネラール

テルペン類

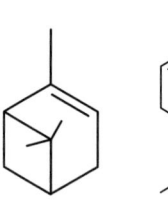

α-ピネン　　リモネン　　β-カリオフィレン

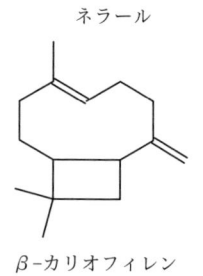

2-イソプロピル-3-メトキシピラジン

におい物質と化学構造式

名称	構造
2,3-ジエチルピラジン	
2,3-ジメチルピラジン	
グアヤコール	
2,4-キシレノール	

〈3章〉

名称	構造
スカトール	
2メチル酪酸エチル	
アセトイン	
ジアセチル	

2,4-ジブロモフェノール

2,6-ジブロモフェノール

アセトフェノン

ビス(2-メチル-3-フリル)ジサルファイド

インドール

ソトロン

〈5章〉

3-メチル-2-ブテン-1-チオール

においものと化学構造式

〈6章〉

ノナナール

フェノール

トリブロモアニソール

デカラクトン

δデカラクトン

γデカラクトン

ヘキサナール

キシレノール類

ヘプタナール

オクタナール

エチルフェノール類

酪酸

カプロン酸

デカナール

におい物質と化学構造式

トリクロロフェノール

ラウリン酸　　　　　　　　　$CH_3(CH_2)_{10}COOH$

ドデカラクトン

δ ドデカラクトン

γ ドデカラクトン

メントール

ボルネオール

イソボルネオール

化合物名	構造
シオネオール	
2,4,6-トリクロロアニリン	
ジクロログアヤコール	
ジメチルトリスルフィド	CH₃-S-S-S-CH₃
ジメチルテトラスルフィド	CH₃-S-S-S-S-CH₃
フラネオール	
酢酸ブチル	
シクロヘキサノン	

においの物質と化学構造式

2-エチルヘキサノール

6-クロロ-オルソクレゾール

ジメチルベンゾチオフェン

メチルベンゾチオフェン

2-アセチル-1-ピロリン

索　引

【あ　行】

悪臭防止法　　　　　　　　25, 26, 105
アデシル酸シクラーゼ　　　　　　　6
アデノシン三リン酸（ATP）　　　　6
アレニウスの定義　　　　　　　24, 25
イオン化　　　　　　　　　　　　95
閾値　　　11, 12, 13, 14, 15, 16, 27, 30,
　　　　　37, 38, 58, 111, 113, 119, 120
閾値の変化　　　　　　　　　　　14
異臭　　　　　　　　　　　　　　38
異臭クレーム　　　　　　　　　101
異臭軽減　　　　　　　　　　　　42
異臭現場　　　　　　　　　　　104
異臭体験キット　　　　　　　　　71
異臭問題　　　　　　　　　　　　71
異性体　　　　　　　　　　26, 27, 31
陰イオンチャンネル　　　　　　　8
飲料用紙容器　　　　　　　　　127
液—液抽出　　　　　　　　　　　86
塩基性（アルカリ性）　　24, 25, 26, 87
オフフレーバー　　　33, 38, 39, 40, 43

【か　行】

化学物質　　　　　　　　4, 129, 131
活動電位　　　　　　　　　　　　8
カビ臭い　　　　　　　　　　　　41
カビ臭　　　　　　　104, 113, 114, 117,
　　　　　　　　　　　119, 126, 127
カビ臭物質　　　　　　108, 110, 111
カラム　　　　　　　　　　　94, 100
カルキ臭　　　　　　　　　　　113
カルボン　　　　　　　　　　　　31

環状アデノシン—リン酸（cAMP）　6
官能基　　　　　　　　　　　26, 27
官能評価　　　　　　　　100, 102, 132
官能評価結果　　　　　　　　　　78
ガスクロマトグラフィー
　　　　　　　40, 91, 92, 94, 98, 99, 100
ガスクロマトグラフィー質量
　分析器（GC/MS）　　　98, 109, 112
幾何異性体　　　　　　　　　　　31
軌道　　　　　　　　　　　　　　95
揮発性　　　　　　　　　　　　　89
基板　　　　　　　　　　　　　120
キャリアガス　　　　　　　　　　94
嗅覚細胞　　　　　　　　　　　　19
嗅球　　　　　　　　　　6, 9, 34, 36
嗅細胞　　　　　　　　6, 9, 23, 34, 36
嗅神経　　　　　　　　　　　　　6
嗅上皮　　　　　　　　　6, 11, 23, 24
急性経口毒性試験　　　　　　　　62
嗅繊毛　　　　　　　　　　　　　9
嗅皮質　　　　　　　　　　6, 9, 34
許容一日摂取量（ADI）　　　　60, 61
クレーム　　　3, 50, 70, 77, 78, 80, 81,
　　　　　82, 105, 121, 129, 135, 140, 141
薫煙　　　　　　　　　　　　　　59
検知閾値　　　　　　　　　　　　12
減圧蒸留装置　　　　　　　　　　89
現場　　　　　　　　　　　　　103
光学異性体　　　　　　　　　31, 32
高真空　　　　　　　　　　　　　95
構造異性体　　　　　　　　27, 29, 30
焦げ　　　　　　　　　　　　46, 58
焦げ臭　　　　　　　　　　　　　48

156

索　引

固相抽出　　　　　　　　　　87
固定相　　　　　　　　　　　87
コピー機　　　　　　　　　 120
コルク臭　　　　　　　　　 117
コロナ処理　　　　　 77, 78, 126
コンテナー　　79, 80, 81, 82, 103, 106,
　　　　　107, 123, 131, 137, 138, 139

【さ　行】

最小毒性量（LOAEF）　　　　62
サプライチェーン　　　73, 74, 106
サルファーフリー軽油　　　　135
酸性　　　　　　　24, 25, 26, 87
残留農薬のポジティブリスト　123
残留モノマー　　　　　　　　76
糸球　　　　　　　　　　　9, 34
嗜好型官能評価　　　　　　 100
質量　　　　　　　　　　94, 95
質量数　　　　　　　　　　　94
質量分析器（MS）　92, 94, 95, 98
質量分析装置　　　　　　89, 91
シナジー（相乗）効果　　11, 38
臭気閾値濃度　　　　　　22, 23
臭気濃度　　　　　　　　　　25
消毒臭　　　39, 41, 104, 113, 119, 122
樟脳　　　　　　　　108, 109, 110
深度脱硫　　　　　　　　　 135
Ｇタンパク　　　　　　　　　 6
受容体　　　　　　6, 9, 17, 19, 34
純水　　　　　　　　　　　　92
常圧蒸留　　　　　　　　　　89
条件変更　　　　　　　　　 100
蒸留　　　　　　　　　　　　89
水酸化ナトリウム　　　　　　87
水層　　　　　　　　　　　　86
スニーダー管　　　　　　　　87
正常品　　　　　　　　 83, 84, 86
繊毛　　　　　　　　　　　6, 8
僧帽細胞　　　　　　　 9, 34, 36

【た　行】

耐容一日摂取量（TDI）　60, 61, 62
駄々茶豆　　　　　　　　　 141
段ボール　　　　　　　　65, 124
チャート　　　　40, 48, 49, 94, 99
抽出溶媒　　　　　　　　86, 89
中性　　　　　　　　　24, 26, 87
中和反応　　　　　　　　43, 45
電気パルス　　　　　6, 8, 34, 36, 43
糖度計　　　　　　　　　　　32
トレーサビリティー　　　　 108
同定　　　　　　　89, 92, 104, 106

【な　行】

難燃剤　　　　　　　　120, 121
におい嗅ぎガスクロマトグラ
　フィー　　　　　3, 87, 89, 92, 94
におい（の）受容体　　8, 23, 24, 34
臭いテーブル　　　66, 68, 69, 70, 72
においの伝達機構　　　　　　 9
におい分子受容体地図　　　　 9
日光臭　　　　　　　　　　　99
日本酒　　　　　　　　　　 114
認知閾値　　　　　　　　　　12
ヌートカトン　　　　　　　　31
濃縮　　　　　　　86, 87, 89, 91, 92
濃縮装置　　　　　　　　　　87

【は　行】

パソコン　　　　　　　　　 120
パネラー　　　　　　101, 102, 103
左旋光体　　　　　　　　　　32
標準試薬　　　　　　　　 3, 99
鼻腔　　　　　　　　　　　5, 23
鼻先香　　　　　　　　　　　10
鼻繊毛　　　　　　　　　　　23
ピーク　　　　　40, 49, 94, 99, 100
フェノール系（の）樹脂　　51, 52
不確実係数　　　　　　　60, 61, 62

157

沸点	94	右旋光体	32
フラグメントイオン	95	味蕾	10
フラグメントピーク	95	無毒性（の）量（NOAEL）	
フレーバー成分の吸着	79		60, 61, 62
フレーバーホイール	66, 68	メタクッキー	62
フレキシブルコンテナ	79	木製パレット	118
物質の絞り込み	87	戻り香	10, 18, 23
ブレンステッドの定義		モノマー	19, 82
	25, 43, 45	【や　行】	
分子イオン	95, 98	油層	86
分子ピーク	95	陽イオンチャンネル	6, 34
分析型官能評価	100, 101	溶媒	87, 89
ヘッドスペース	89	【ら　行】	
弁別閾値	12		
放線菌	105	藍藻類	105
包装パッケージ	74	リオ（リャド）臭	49
防カビ剤	110	立体異性体	27, 30
房飾細胞	9, 34	リン酸水	87
墨汁	108, 109, 110	ロット	135, 138
ポップコーン	141	【わ　行】	
ポリエチレン樹脂	76		
ポリプロピレン樹脂	77	ワイン	117
【ま　行】			
前処理	84, 86, 87, 89		
前処理方法	91	ppb	11
マスキング　33, 34, 36, 42, 43, 46, 110		ppm	11
マススペクトル	95, 98	ppt	11

【著者紹介】

加藤 寛之（かとう　ひろゆき）
1955年　兵庫県生まれ
1978年　神戸大学工学部工業化学科卒業
　同　年　大和製罐（株）入社
1995年　同社　総合研究所分析研究室長
2004年　同社　総合研究所長　　現在に至る
著　書
「においの分析・評価と最新脱臭／消臭技術実務」　共著　2008.7　技術情報協会　　「食品の臭気対策－第1集－」　共著　2010.4　サイエンスフォーラム

渡辺 久夫（わたなべ　ひさお）
1954年　福島県生まれ
1980年　早稲田大学理工学研究科応用化学専攻　修士課程修了
　同　年　東洋エンジニアリング（株）入社
　　　　　石油化学、化成品、食品などの業界において製造設備あるいは工場全体の設計、試運転に従事。
2001年　（株）ワイ・エム・ピー・インターナショナル入社
　　　　　分析・試験の総合受託サイトAnalyzejNetを立ち上げ、現在、企画・運営を行っている。異臭分析はこのサイトの人気分析。

食品の匂いと異臭

2011年5月20日　初版第1刷　発行

著　者　加　藤　寛　之
　　　　渡　辺　久　夫
発行者　桑　野　知　章
発行所　株式会社　幸　書　房
〒101-0051　東京都千代田区神田神保町3-17
TEL 03-3512-0165　FAX 03-3512-0166
URL：http://www.saiwaishobo.co.jp

組　版：デジプロ
印　刷：平文社

Printed in Japan. Copyright Hiroyuki KATO, Hisao WATANABE　2011.
本書を無断で引用または転載することを禁ずる．

ISBN978-4-7821-0352-4　C3058